OHSAMA BUNKO

「食べなかったこと」にできるダイエット

岸村康代

はじめに　食べたあと、「食べなかったこと」にできる!?

この本を手にとってくださった方は、「これまで苦しいダイエットをいろいろと実践《じっせん》してきたのに、どれも続かなかった……」という経験をお持ちかもしれません。

続かなかった理由は、体質や生活習慣、環境などによってさまざまだと思いますが、つまり、「そこに『我慢《がまん》』や『無理』があったから」といえるのではないでしょうか。

初めにお伝えしておきたいのですが、この本でおすすめするやり方は、**「我慢や無理をしない」ということを、とことん追求**した方法です。

たとえばパスタや唐揚げ、スイーツなど、一般に「ダイエットの敵」とされるものもときには食べてOKです。

その分、ハードな運動をしなければいけない……なんてこともありません。

なぜ、そんなことでやせられるのかというと、**食べても「食べなかったこと」にする方法（手順）がある**からです。

たとえば、

「揚げ物を食べるときには、先にキャベツを食べてから」
「スイーツを食べるなら、豆乳を一緒に飲む」
「食べすぎた翌日こそ、バランスのいい食事をしっかり摂る」

といった、食べ方の知恵をプラスすればいいのです。

そんな無理のない工夫で、エネルギー、糖質、脂質の多い食べ物の影響（ダイエットダメージ）を、極力受けないようにすることができます。

やせられなかったのは、意志が弱いからじゃない

私は15年以上前から栄養指導を始め、2015年に「大人のダイエット研究所」を創設《そうせつ》、これまで、2000人以上にダイエット指導をしてきました。相談にみえる方のほとんどが、何度もダイエットに取り組んできた方です。

つらい食事制限をしたり、ダイエット食品といわれるものを無理に食べたり、急に運動を始めてみたり……。

みなさん、「やせたい」一心で、それまでの日常と違うチャレンジをされてきました。その努力は素晴らしいのですが、なかなか結果に結びつかないのが現実です。

「少しやせても、また元に戻ってしまう」

「以前はすぐにやせたのに、最近やせにくくなった」

みなさん、このようにおっしゃいます。

本文で詳《くわ》しくお話ししますが、すぐにリバウンドしてしまったり、ダイエットをくり返すうちに「やせにくい体」になってしまったりするのは、体のメカニズムによるものです。

決して「意志が弱いから」ではないのですが、みなさん、つい、自分を責めてしまっているのです。


そんなみなさんの気持ちが、私には痛いほどわかります。

それは、何を隠そう私自身、数々のダイエットに失敗してきた張本人《ちょうほんにん》だからです。

青春時代、どれだけのダイエットに取り組み、挫折《ざせつ》してきたかわかりません。

その当時に流行《はや》った、さまざまなダイエット法に取り組み、お金もたくさん投資しました。無理もしたし、結果的に健康を損なったことすらありました。

にもかかわらず、やせないどころか、かえって太り、「ダイエットなんかしなければよかった……」という状態に。まさに「悪循環」の見本でした。

食べることが大好きな食いしん坊で、人一倍意志の弱い私が、自分自身を10年以上実験台にしながら、やっとつかんだダイエットの「真理」。

それが、「ラクに続けられること」の大切さです。

そして、栄養学を根本から学びなおし、試行錯誤《しこうさくご》しながら、15キロの減量に成功。

その過程で、本書で紹介する方法を発見しました。

唐揚げもパスタもスイーツも、「食べてはいけない」と思うと、「我慢」になります。それでは、ダイエットは続きません。

我慢しなくていいのです。知っておくことは、ただ食べるのではなく、**「食べる前」「食べながら」「食べたあと」にちょっと工夫をするだけ。**

その工夫は、本書の2本柱となる、「食欲スイッチオフ」と「リセットごはん」を身につけるだけでラクに続けることができます。

4章では、人それぞれ違う「嗜好《しこう》」や「生活リズム」に応じた対策を具体的にお伝えしています。

たとえば、満腹まで食べてしまう、無性に甘いものがほしくなる、毎日アルコールとおつまみが欠かせない、食事の時間が不規則……など。

こういうお悩みを持つ方にこそ、「食べなかったことにできるダイエット」を役立てていただけると思います。

私のダイエット指導を受けてくださった人が口をそろえておっしゃるのは、**「今まで試したどのダイエットよりもラクで、楽しくできた！」**ということ。

「無理をしなくても確実にやせる」ことがわかると、その喜びは自信に変わります。心身がラクになって、表情はみるみる明るくなり、人生は好転していきます。

そんな姿を目のあたりにすることは、私にとって無上《むじょう》の喜びです。

「3日の魔法」ですべてが動き出す

これからお話しするやり方は「1カ月で10キロ落とす」などの極端《きょくたん》な成果を出すものではありません。

「体にとって、心地いい体重にする」こと、それが本当のダイエットの目的です。

その人にとってベストな体調、ベストな体型を保つための適正な体重があります。

そこに持っていくのが「ダイエット」なのです。

私はダイエットには「3日の魔法」があると確信しています。

これまでダイエットに成功した2000人以上を見てきて感じることですが、ご自分の食習慣を変えるのは大変なことです。

でも、**「3日だけやってみる」と考えると、ぐっとラクになる**ものです。

まず3日間だけやってみる。最初の1日目こそ違和感があるかもしれませんが、それを乗り越えると、体が「新しい感覚」に生まれ変わってきます。

たとえば、**「野菜のシャワー」**を浴びるように、食前に山盛りの野菜サラダを食べてみる。食事どきでないのにお腹がすいたら、**「レスキューフード」**の豆乳めんつゆスープを飲んでみる。食欲が暴走しそうになったら、「温かい飲み物」でお腹も脳もひと休みさせてみる……。

そうすると、不思議と体のほうから「本来の食べたいもの、食べたい量」を欲する感覚になってきます。

この本が、一人でも多くの方に、「おいしく食べても太る心配をしなくていい」喜びを味わってもらうきっかけになれば幸いです。

岸村康代

もくじ

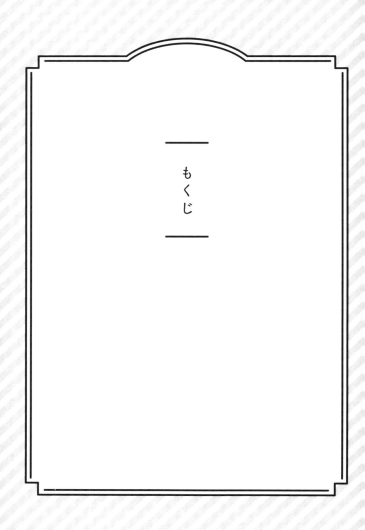

1章 やせるための「最短ルート」を見つけよう

——「最近、やせにくくなった」と感じたら……

2章

「体が本当に食べたいもの」はなんですか？

――〝食欲スイッチ〟を無理なく切り換える方法

3章

たとえば、「大好きな唐揚げ」もこれをプラスすれば大丈夫！

――「食べちゃった」の罪悪感が消える〝リセットごはん〟のすすめ

4章

どうしても「やめられないもの」全部そのままでやせられます！

——肉好き、外食多め……10のタイプ別・効果倍増の実践テク

医学監修――池谷敏郎（医学博士）
編集協力――上岡康子
高橋扶美
本文イラストレーション――ながのまみ

1章

やせるための「最短ルート」を見つけよう

——「最近、やせにくくなった」と感じたら……

その「やせない理由」、間違っていませんか？

「やせたい」と思ったとき、まず何から始めますか？

「間食を我慢！」

「食べる量を減らす！」

「きつい運動をがんばる！」

こんな感じからスタートする人が多いのではないでしょうか。

しかし「はじめに」で述べたように、こうした「我慢」するダイエットは多くの場合、失敗します。それより、**最初にすべきは「自分がなぜ太っているのか、原因をはっきりさせる」こと**です。

原因がわかっていないのに、いろいろと手段を講《こう》じても成果が出ないのは当たり前ですよね。にもかかわらず、**自分が「やせられない（または太る）原因」を間違って認識している人が意外と多い**のです。

相談にいらしたAさん（女性、40代）。

Aさんは子どもたちやパートナーにおいしいものを食べさせたいからと、「毎日味見をしすぎてしまって、それで太ってしまう」とおっしゃるのです。

でも、それは大きな考え違い。よくお話をうかがうと、Aさんの太る原因は「味見」ではなく、明らかに「糖質の摂りすぎ」でした。

食べる量はそれほど多くないのですが、食べているものがおにぎり、パン、麺類、お菓子、甘い飲み物など、糖質に偏《かたよ》り、明らかにバランスを崩していたのです。

これでは、いくら味見を減らしても、やせるはずがありません。

さらに、Aさんはダイエットの「負のスパイラル」にも陥《おちい》っていました。

味見をやめてもやせてこない
←努力が報《むく》われないのでイヤになる
←あきらめて努力をやめる
←リバウンドして前より太る
←ふたたびダイエットに励《はげ》む。そして挫折……

ダイエット指導をしていると、このような状態になっている人が多いことに気づきます。「太る原因」を誤解しているがために、ムダながんばりをして、ムダなストレスを抱え、溜《た》まったストレスが爆発して過食になり、リバウンドしてしまうのです。ムダながんばりを卒業して、正しいステップで進むのが成功のカギなのです。

こんなふうに変わります❶

あきらめていた「太りやすい体質」が「食べても太らない体質」に！

裕子さん（48歳・主婦）

悩み

- 子どもの頃からぽっちゃり体型。働き始めてからストレスで暴飲暴食し、体重70キロ越えに。
- ダイエットで10キロやせても、すぐにリバウンド。

――自分はもう、一生太ったままなの!?

アドバイス

- 体質ではなく、「食べ方」に問題あり！
- 「どんなときに食べ過ぎてしまうのか」「無理なくできる対策（例：空腹時は温かい飲み物で落ち着いてから食べ始めるなど）」を書き出して実践。

6カ月後

- 食べる順番、食べ合わせなどを意識。
- 外食でも野菜やたんぱく質を選ぶようになった。
- 15キロの減量に成功。メタボの数値（中性脂肪、血糖値、血圧等）も正常値に下がった！

――リバウンドもなく、適正体重をキープ！

「食事を抜く」ではうまくいかないのが当たり前

ダイエットは、仕事や受験勉強と同じです。

傾向がわからず、現状が正しく把握できていない状態では、「正しい対策」を立てることはできません。

「正しい努力」をすることでストレスはぐっと減り、無理なくやせることができます。

そこでここからは、よくある「ダイエットの誤解」を解いていきます。

やせるために1日2食にしたり、1日1食にしたり、食事の回数を減らせばいいと思っている人は多いと思います。

でも、**「食べない」ダイエットは絶対にダメ**。

一時的にやせたとしても、すぐに元に戻ってしまいます。

食べないことは科学的にも太る原因になっているのです。

食べないと体は飢餓《きが》状態になり、次の食事時間に食べ物が入ってくると「待ってました！」とばかりに、いつもよりしっかり吸収しようとします。

食べない（体内は飢餓状態に）

←

次の食事の吸収がよくなる（飢餓に備えて溜め込もうとする）

←

太りやすい体をつくる（消費しにくく蓄《たくわ》えやすい状態に）

食事を抜くことがいかに「やせにくい体」をつくるか、もうおわかりでしょう。

あなたの「消費エネルギー」はどうなっている？

それともう一つ、やせるために食べることが大事なのは、食事による「エネルギー代謝」があるからです。

私たちは食事をすると、それを「消化・吸収」するために内臓が働きます。たとえ食後に体を動かさなかったとしても、この**消化・吸収を行なうのにもエネルギーを消費する**のです。

この食事によって生まれる「消費エネルギー」、これを「食事誘発性熱産生《ゆうはつせいねつさんせい》」と呼びますが、なんとこのエネルギー、１日の消費エネルギーの10パーセントにも上るのです。

たとえば、１日の消費エネルギーが２０００キロカロリーだとすると、うち10パーセントの約２００キロカロリーが「食事誘発性熱産生」というわけです。

200キロカロリーというと、おにぎり約1個分なので、1カ月でおにぎり約30個分。そう考えるとバカにできない数字です。

この「食事誘発性熱産生」は、食事の内容によっても異なります。同じ量でもバランス次第で消費エネルギーが変わるということ。とくにたんぱく質は、消化・吸収するのに糖質の5倍のエネルギーを消費するのです。

また、朝の食事では高く、夜の食事では低いこともわかっています。

食事を抜くことって、非常にもったいないことなんですね。**とくに朝食は抜かないこと。**そして、夜の食事に気をつけると一番効果的です。**食事を抜かずに食べることによってカロリーが消費され、ダイエットにつながる**のです。

「小食信仰」では損をするだけ

「やせたい」という人がよく口にする言葉が「自分は食べる量が多いので、少しでも減らさないと」というもの。

もちろん、食べすぎは太りますが、ただ単に「減らせばいい」というその認識は間違っています。

ダイエットにとっていちばん大切なのは、食べる「量」よりも「バランス」です。

今の食べ方について、一つ質問です。

次の二つの定食のうち、あなたはどちらを選んでいますか？

A定食

- ごはん
- 味噌《みそ》汁
- さんまの塩焼き
- 冷奴《ひややっこ》(1/2丁)
- トマトサラダ(1皿)
- 納豆(1パック)

B定食

- ごはん
- 味噌汁
- 牛もも肉のさっぱり焼き(3切)
- 野菜炒《いた》め
- ほうれんそうのおひたし(小鉢)
- いちご(3個)

おすすめは「B定食」のほうです。一見、「A定食」のほうがヘルシーに思えますが、カロリーが低いのも「B定食」。「B定食」は**糖質、脂質、たんぱく質のエネルギー産生栄養素（三大栄養素）に加え、野菜や果物に含まれるビタミン、ミネラル、食物繊維などの栄養バランスがグッド**。「A定食」のほうはたんぱく質に偏っています。

食べたものをきちんとエネルギーにするためには、栄養が大事。

エネルギー産生栄養素に加え、ビタミンやミネラルなどもバランスよく摂取することが、「食べてやせる」への第一歩なのです。

燃費の悪い「やせにくい体」にならないために

とくに**現代人は「エネルギー」がしっかり摂れていても、「ビタミン」「ミネラル」「食物繊維」は不足している〝現代版栄養失調〟の場合がとても多い**のです。

これらが足りないと、食べたものをエネルギーとして体に回していけないので、代謝が悪く「やせにくい体」になってしまいます。

食事を減らして不健康にやせたのでは、まったく意味がありません。

健康的にやせるためにも、普段の食生活を正しく見直してみることが大切です。

食べ合わせやバランスを変えれば、量を増やしても太らないのです。

「低カロリー」の落とし穴

やせるためには、「低カロリーのものを選んで食べたほうがいい」と思いますよね。

しかしそれはNGです。

私自身、カロリーばかり気にして「ゼロカロリーの食品」だけを選んで食べていたときは、まったくやせませんでした。そして、「なぜやせられないのか」の理由もわかりませんでした。

カロリーを気にするよりも大切なこと

「ダイエットのためには、とにかくカロリーを低くしたほうがいい」と勘違いをし

ている人はたくさんいます。

ダイエットの相談にいらしたBさん（女性、30代）もそうでした。

Bさんも、熱心に低カロリーの食事（に見えるもの）をがんばって続けていました。

たとえば、朝は玄米、野菜、こんにゃくなどの低カロリーのものを食べて、昼は雑穀ごはんを少しだけ、そして小腹がすくとバータイプの栄養補助食品などを食べて、ダイエットにいいと聞いた酵素ジュースを飲んで……といった具合。

しかし、Bさんはまったくやせないまま、以前の私のように、ひもじい思いだけを募《つの》らせていました。

そしてあるとき、食欲が爆発。

気づけばやせるどころか、かえって太ってしまっていました。

なぜ、低カロリーの食事を続けてもやせないのでしょうか。

理由は三つあります。ちょっと難しい理屈ですが、わかりやすくまとめておきます。

①「たんぱく質」が不足して筋肉が落ちてしまい、代謝も悪くなり「やせにくい（燃えにくい）体」になってしまうから
②バランスの悪い食事を摂ることで満足感も得にくく、結果的に食欲のコントロールが利かなくなり、太りやすくなってしまうから
③食事量が減って、便が出にくくなり、体内環境が悪化してしまうから

つまり、大切なのは**「カロリー」だけに目を向けるのではなく、「たんぱく質」と「食物繊維」もしっかり摂る**こと。さらには**代謝を助ける「ビタミン」「ミネラル」も必要**です。

「たんぱく質」と「食物繊維」が豊富なものは、たいてい「ビタミン」や「ミネラル」も含まれるほか、満足感も得られやすくなります。

まずは「たんぱく質」と「食物繊維」の二つをしっかり意識して摂ることで栄養バランスが整い、自然と「やせやすい体」に変わるのです。

「たんぱく質」が多いおすすめ食材

※高たんぱく、低脂肪でエネルギー消費を助ける栄養成分が多いもの

❶鶏肉(胸肉、ささみ) ❷かつお ❸鮭

❹まぐろ ❺豚ヒレ肉 ❻牛ヒレ肉 ❼卵

❽大豆製品(納豆、豆腐、豆乳)

❾青魚(いわし、さんま、あじ、さば)

❿ヨーグルト

「食物繊維」が多いおすすめ食材

※食物繊維が多く、抗酸化成分やエネルギー消費を助ける成分が多いもの

❶きのこ(えのきだけ、エリンギ、しめじ)

❷大豆製品(おから、納豆、蒸し大豆)

❸大麦・その他雑穀、玄米 ❹ごぼう

❺ブロッコリー ❻オクラ ❼枝豆

「ダイエットの敵」の食べ物を「味方」に

「もう、チョコレートやケーキ、アイスクリーム、菓子パン、トンカツ、カレー、ラーメンをやめよう」と甘いものや高カロリーの食べ物とのお別れを決意した経験のある人は多いのではないでしょうか。

しかし、数日は耐えたものの、ついつい誘惑に負けて食べてしまい、結局リバウンド……。

「甘いもの」や「高カロリーのもの」はダイエット中は御法度《ごはっと》と思われがちです。

でも、**本当に好きなもの、食べたいものを我慢してしまうとストレスが溜まり、絶対にいつか反動が出ます。**

ですので、やめずに「食べ方」を工夫すればいいのです。

同じものを食べても吸収を抑えたり、脂肪に変化させないようにしたりと気をつかうことで、体に蓄積《ちくせき》させない方法があります。それが、本書の「食べなかったことにできるダイエット」。

具体的には、後ほど詳しく紹介する「血糖値コントロール」（64ページ）。

いつ食べるか、何から食べるか、一緒に何を食べるか……そんなことを頭に置いておくだけで、好きなものも我慢せずに食べられるのです。

また、食べてしまったあとからできる対策もあります。それが、「リセットごはん」。

具体的な方法については3章で詳しく紹介します。

ダイエットは、続けられることがいちばん大事であり、いちばん大変なこと。そのためのいろいろな手法を知っておくことが成功のカギになります。

いつ食べる？　何から食べる？　食べたあとどうする？

「運動でやせる」方法を間違えない

ダイエットの指導をしていると、「運動」についてもよく聞かれます。

太っていると、体を動かすこと自体がおっくうになりますね。

それでも無理をしてがんばると、腰痛やひざ痛の原因になるとともに、血圧上昇や心拍数の増加を招いて心臓や血管のトラブルにつながる危険性すら高まります。

それを考えると、**運動よりもまずは食事で「少しでもいいので結果を出す」ことが大切**です。運動はそのあとでいいのです。

これは私自身の経験だけでなく、２０００人以上をサポートしてきて実感したことです。

おもしろいことに、**まず食事でやせると、体だけでなく心も軽くなり、自然と体を動かし始める人が多い**ものです。

私のところに相談に来られる方もそういう場合が多く、いつの間にか自然とスポーツジムに通い始めたり、なかにはフルマラソンに挑戦したりする人もいます。

ただし、あくまでも、「食事でやせてから」という順番が大事。

「運動嫌いだけど、ダイエットのために真っ先にスポーツジムの契約をする」などという話も聞きますが、運動嫌いの人が、運動からダイエットを始めるのはＮＧ。逆に食欲がわいて過食やリバウンドに陥りやすいのです。

まずは食事でやせて、最初のハードルを下げることが成功につながります。

おへその下に力を入れてみると……

運動嫌いの人に私がおすすめするのは、おへその5センチ下あたりに常に力を入れて生活をすること。

これは簡単なようで、初めのうちは大変なのですが、腹筋を自然と使うようになり、日常生活そのものがエクササイズ化します。私の場合、腹筋運動を1日30回がんばっていたときよりも、このほうがウエストが引き締まりました。

運動嫌いの人ほど、おへそ5センチ下に力を入れて姿勢よく生活するだけで、1カ月に5センチほども腹囲が減る人が本当にたくさんいます。

誰にも気づかれずに、引き締まったお腹に変身したいなら「おへそ5センチ下の魔法」を試してみてください（ただし、背中が後ろに反ってしまうと腰を痛める原因になるので、必ず背筋を上に伸ばすことを意識してください）。

お茶碗1杯のごはんから「3口だけカット」

「ダイエット＝我慢」というイメージがどうしても頭から離れない人は多いと思います。

そういう方にその考えから抜け出すための具体的な数字を見ていただきましょう。

体脂肪1キログラムをカロリーに換算すると、7000～7200キロカロリーになります。これはフルマラソンを2回走るのに必要とする以上のカロリー。これを減らそうと思うと気が遠くなりますよね。

でも、これを1カ月、30日で割ってみるとどうでしょう。

1日あたり240キロカロリー。さらにこれを3食で割れば、1食たった80キロカロリーになります。
80キロカロリーというのは、ごはんなら3口、揚げ物ならたった1口分相当。バナナだったら約1本だし、マヨネーズだったら約大さじ1杯。少しだけかけすぎを控えればいいぐらいのことです。

調理法によっても違います。たとえば、**「揚げる・炒める」を「焼く・茹《ゆ》でる・生食」にするだけでマイナス約１００～２００キロカロリー**。同じ食材でも、ちょっとした違いでカロリーダウンが可能です。

フライパンやお鍋で調理する際、油が不足してこげつきそうになったら、油を足すのではなく、お酒や水を入れてみましょう。こんなカロリーダウン法もちょっとした工夫の一つです。

要は、**1食のうちでこうした「少しだけ節約」をしていけば、1カ月で1キロやせることができる**のです。これなら、ほとんどダイエットの意識もなくできることだと思います。食事のたびに、「ほんのちょっと」心がければいいだけですから。

1カ月に1キロでも、それを1年間続ければ12キロ、その効果は絶大です。

ダイエットは貯金と同じで、日々の積み重ねが大切です。「摂りすぎを注意するもの」「意識して多く摂るもの」を少し気にするだけでいいのです。

「糖質」や「脂質」は、意識しないと過剰に摂りがちだからこそ、ちょっと気をつける。

逆に、ダイエットをサポートしてくれる「食物繊維」や「ビタミン」「ミネラル」が豊富な野菜・海藻《かいそう》・きのこ・大豆製品などは、意識して摂らないとなかなか摂れないので、ちょっとがんばって多く食べる。

本当に「ちょっと」のことなのです。

10キロ以上落とした人でも、みんな最初は100グラムからやせたのです。

「ムダを減らす」方式で体重も減らせる

ここまで、よくあるダイエットの誤解を解いてきました。

ご存じのとおり、世の中にはさまざまなダイエット法があふれています。「置き換えダイエット」や「酵素ダイエット」「糖質制限ダイエット」「○時間プチ断食ダイエット」「朝バナナダイエット」などなど、最近話題になったダイエットだけでもいろいろあります。

私自身もこれまでいろいろなダイエットを試しましたが、そこで出た結論は、いたってシンプル。**「摂取カロリー」と「消費カロリー」のバランスを正常に戻す**のが基本ということです。

「食べる量」と「消費する量」、これを天秤《てんびん》に見立てます。

「食べる量」が多く、「消費する量」が少なければ太るし、「食べる量」に対して、「消費する量」が多ければやせます。やせるためには少しでも「消費する量」のほうに天秤を傾けることなのです。

地味なようですが、長い目で見たら、これがいちばん効果的で、しかも健康的にやせることができます。

頭の中でいつもこの天秤を意識するといいと思います。

たとえば、「今日は食べすぎてしまったからウォーキングしようかな」とか、あるいは逆に「今日はデスクワークで動かないから、あまり食べすぎないように気をつけよう」というふうに考えることもできます。

つまりは貯金と同じなのです。「入ってくる量（収入）」と「使う量（支出）」を少し意識するだけ。

「摂取カロリー」と「消費カロリー」の収支だけ合わせていれば、リバウンドも無理なく防ぐことができるのです。

体重グラフをつけて「見える化」する

のもおすすめです。

体重グラフは自分の傾向を知る大切なヒントになりますし、対策もたてやすくなります。しばらく体重をはからずにいると、体重計に乗るのがイヤになってしまうという気持ちもわかりますが、定期的にはかる習慣をつけるといいでしょう。女性は、体重が減りやすい生理後から測り始めるのもおすすめです。

体重グラフが長期的に見て右肩下がりになることで、やせたことが励みにもなるでしょう。

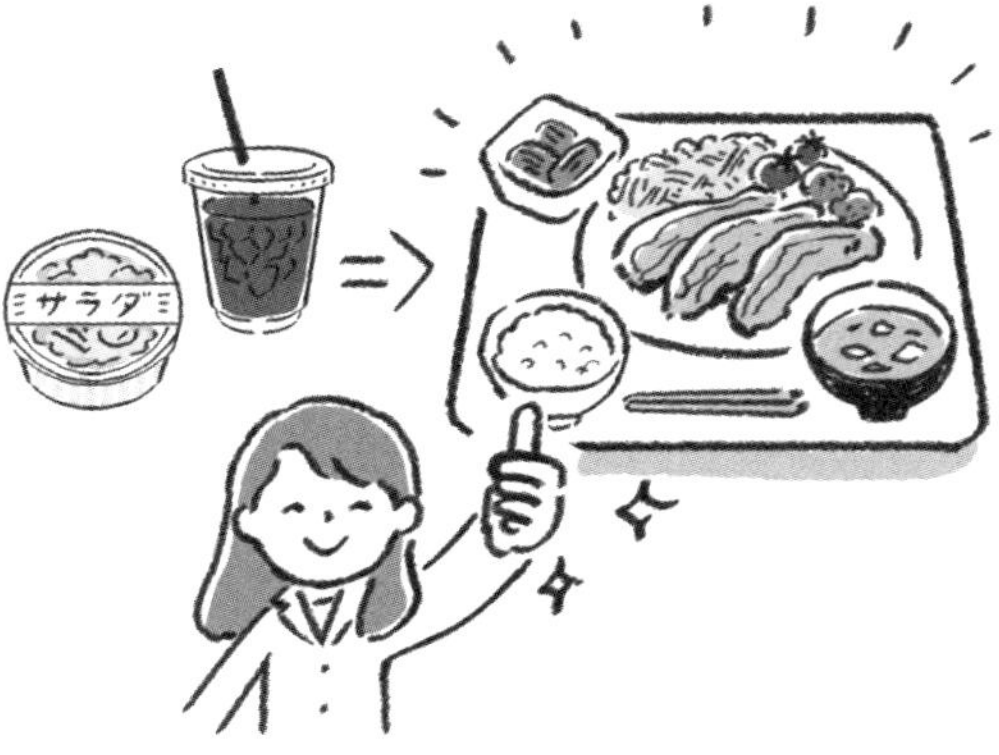

「小食」よりバランスを

より若く、より元気になるダイエットを！

ダイエット指導をしていて痛感するのは、無理なダイエットで体を壊《こわ》す人がどれだけ多いかということです。

「やせること」は「目的」ではありません。やせることは、あくまで「幸せになるための手段」のはず。

やつれてしまったり、老けてしまったり、体を壊してしまったりしたのでは本末《ほんまつ》転倒《てんとう》。私自身、そのような失敗を散々繰り返してきたからこそ、「無理なダイエット」をしてほしくないのです。

いったん体調を崩《くず》してしまうと、それを元に戻すのは大変です。

考え方を転換してみてください。**ダイエットの目的は、ただやせるのではなく「あるべき姿に戻す」こと。**

自分自身が本来持つ「正しい食欲」や「正しい体」の機能を呼び覚《さ》ますこと、それこそが「本来のダイエット」の意味だと思うのです。

これまで大勢の方々を見てきて驚かされるのは、「正しいやせ方」をした人は、みなさん必ず若返って、元気になって、本当に輝いていくことです。

仕事がどんどん展開したり、彼氏・彼女ができたり、新しいことにチャレンジできたり。

私自身が毎回その変化に驚かされ、その素晴らしい変化に感動してしまうほどです。

それは、**「ダイエットに成功した自信」**と**「食事の持つ栄養の力」**だと思います。

だからこそ、無理なダイエットや不要な我慢ばかりのダイエットから一刻も早く卒業して、食の力を使って、「正しいやせ方」をしてほしいのです。

Column 1

ダイエットにくじけない魔法の言葉10

ダイエットをしていると、壁にぶつかることが何度もあると思います。思うように成果がでないとき、誘惑に負けてしまいそうなとき、ダイエットなんてやめてしまおうかなとあきらめてしまいそうなとき……。

そんなときに思い出してほしい「魔法の言葉」を紹介します。

私自身がダイエットに苦労してたどり着いた10の絶対法則です。

くじけそうなとき、つらくてたまらないときに、あなたの背中を押してくれるはず。

目にするだけで「もう少し続けてみよう」という気力がわいてきますよ！

魔法の言葉 1

「我慢」しなくていい、「置き換え」ればいい

「我慢」と思うと、ストレス度は最高潮《さいこうちょう》になります。

「食べない」「食べたいのに食べられない」というストレスがものすごくつらいのは、私も経験があるのでよくわかります。

でも、「ゼロにする」のではなく「減らせばいい」。そして、その代わりに、カロリーが低いものに「置き換えてみる」と考えると、それほどつらくないんですね。

「我慢」ではなく「置き換える」。それによって、カロリーコントロールは可能になります。

「がんばりすぎない」。これがダイエット成功のいちばんの近道です。

魔法の言葉 2

ダイエット中でも「食べてはいけないもの」はない

「食べてはいけない」と思うと余計《よけい》に食べたくなってしまうもの。

ですが、ダイエットに「食べてはいけない」というものはありません。

ただ、食事で気をつけることが二つあるだけ。

それは**「少し摂りすぎを注意するもの」**と**「少し意識して多く摂るもの」**の二つです。

あれこれ栄養のことを考えすぎたり、神経質にカロリー計算をしたりすると、それだけで疲れてしまって長続きしません。

「○○してはいけない」「○○しなくてはいけない」と自分に厳しくするのは挫折のもと。

なるべくゆるく、無理せず続けていきましょう。

魔法の言葉 3

まずは「3日だけサヨナラ」する

ダイエットは、初めの1日がいちばんつらいものです。

それは「習慣」の壁があるから。長年積み重ねてきた習慣を変えることは、相当つらいことですね。

でもまず1日目を乗り越えて、3日をすぎたら、意外と習慣になりやすいものです。「はじめに」でお話ししたように、**ダイエットには「3日の魔法」がある**からです。習慣になってしまえば、意外と平気になります。

まずは「3日」。それを続けてみるのです。

たとえば、大好物を「今日から一生やめなさい」なんていわれたら、生きている意味さえ失ってしまうと思うほど苦しいもの。私のような食いしん坊にとっては、本当にそれくらいつらいことでした。

「一生、サヨナラ」ではなく「3日だけサヨナラする」と思えばいいのです。

魔法の言葉 4

「少しだけ」カットするだけでも大丈夫

「あれも減らさなきゃ」「これもやめなきゃ」と食べる量を大幅にカットしたり、完全にやめたりするとなると、つらく感じるもの。

それなら、**まずは量を「少しだけ減らす」こと**を考えましょう。

ハードルを上げて挫折するよりも、最初のハードルを下げて、最初の一歩を踏み出すことが大切。43ページで、1食あたり80キロカロリー(ごはんなら3口、揚げ物なら1口)カットするだけで、ムリなく1カ月1キロ、1年で12キロやせられるとお伝えしましたが、「少しだけ」の積み重ねがムリなく、確実にやせるコツ。「急がば回れ」で、大きな結果につながります。

ごはん、揚げ物、カレー、ラーメン……。そうです、食べてもいいのです。まずは量を少しだけ減らすチャレンジから始めてみませんか?

魔法の言葉 5

朝になれば食べられる！

同じものを食べても、夜の時間帯は動かないうえに、食事誘発性熱産生（28ページ）も下がるので脂肪として蓄えられやすい傾向があります。

ですから、効果的なダイエットには、夜の食事を無理のない形で見直すことが大切です。

ムダな我慢を減らして、効率よくがんばって「結果を出す」。

そのためには、**夜の食事に気をつけることがとても重要。昼間のがんばりとは比較にならないほどの結果が出ます。**

「一生食べられない」とか「明日もまた食べられない」と思うと悲しいですが、あと数時間たてば朝が来ます。

「朝になれば食べられる」「あと〇時間だけ」と思うと、意外とその朝になっても食べなくても平気だったりすることがあります。

魔法の言葉 6

腹筋は「1日5回だけ」。無理はしないで大丈夫

「腹筋を毎日30回やりなさい！」といわれたら、想像しただけで大変ですよね。

でも、「5回でいい」といわれたら、どうでしょう？

毎日5回でも続ければ、確実に体は変わります。毎日続けていると、だんだん5回がラクになり、気づくと30回できてしまうときもあります。

最初のハードルは低いほど、最初の一歩が踏み出しやすくなります。そして、ハードルは低いほど、継続しやすくなります。

がんばれるならハードルは高いほうがいいのかもしれませんが、何度もそれで失敗している場合は、最初のハードル設定を間違えている可能性が大きいです。

テレビを見ながらストレッチ、歯を磨きながらスクワットなどの「ながら運動」でも大丈夫。それを習慣にして、ゆるくがんばる。

これがダイエットをうまく続ける最大のコツです。

魔法の言葉 7

階段は「無料のスポーツジム」と思えばいい

駅にある階段とエスカレーター。体のためにいい、ダイエットに効果的とはわかっていても、やはり階段のほうに向かうのは難しいですよね。日々のちょっとした運動も同じことです。

でも、「無料のスポーツジム」が目の前にあらわれたと思えば、階段の見方も違ってきませんか。

もちろん、疲れてヘトヘトなときも階段を使えといわれると、これもまたモチベーションが下がってしまうので、**「元気なとき」だけ階段を上ってみましょう。**すると、これまで面倒だった階段が「無料なんてありがたい」とすら思えるように。

少しずつやせて体が軽くなってくると、ますます階段がつらいトレーニングだなんて思わなくなります。

魔法の言葉 8

もともと「世の中にないもの」と思ってみる

目の前にチョコレートがなければ食べられません。

「ある」から、我慢するのがつらくなります。「目の前にない」、もっと言うと「世の中にない」と思えば、食べたい気持ちも不思議と減っていくものです。

人は「そこにある」と思うと、どうしても食べたくなってしまいます。

ましてや、視覚からの影響は計り知れず、一度見えてしまうと、どうにもこうにも我慢できなくなります。

目の前にあるのに「食べられない」と思うことは、ワンちゃんの「お預け状態」のようなもの。

ちょっとした視点の違いですが、もともと「世の中にないもの」と思うことであきらめがつきやすく、自然と心の負担は軽くなっていくから不思議です。

だまされたと思って、一度ぜひ自分の脳をだましてみてください。

魔法の言葉 9

誰でも最初は「100グラム」から

ダイエットは効果が出るまでがいちばんつらいもの。だから、**たった100グラムでも減量できたら、大いに自分をほめてください。**

10キロ、20キロ以上の減量に成功できた人も、最初は100グラムから始まっているのです。

100グラムしか減っていない体重計を見ると、「なんで！　たったこれだけ⁉」とがっかりして、それまでの努力が、すべてムダだったように思えてしまうものです。

でも、「100グラムしか」ではないんです。「100グラムも」なのです。

これは人生と一緒かもしれません。「これしかない」と思うと、心が焦《あせ》ったり、寂《さび》しくなったり、不安になったりします。一方で「こんなにある」「こんなにできた」と思うと、心が安定したり、落ち着いて前に進めたりするものです。

魔法の言葉 10

ダイエットに成功すると、「新しい人生」が待っている

「〇〇ダイエット」と名のつく方法が、世の中には無数に存在します。

でも、長い目で見ていちばん効果が出るのは、「摂取カロリー」と「消費カロリー」のバランスをとり、食べ合わせを工夫することに尽きます。

これは、**自分自身の食生活を振り返ることであり、生活を知ることであり、自分自身を見つめること**なのです。

がんばりすぎてもダメ。かといってがんばらないと、今までと何も変わらない。

目先だけを見ていてもダメ。

実際に私に相談に来られた方は続々とダイエットに成功し、輝いていきます。

それは自分に対する自信と、食生活が変わって体と心に変化が生まれたから。

さあ、2章からの具体的なやり方で思いはどんどん叶っていきますので、どんどんトライしていきましょう。

2章

「体が本当に食べたいもの」はなんですか？

――〝食欲スイッチ〟を無理なく切り換える方法

その「食べたい！」には本物とニセモノがある

「以前より、やせにくくなった……」

そうお悩みの人ほど、食べたいものを我慢していることでしょう。

でも、やっぱり食べたいですよね。

その気持ち、食べることが何より大好きな私はよくわかります。

1章で見てきたように、我慢するダイエットはうまくいかないもの。食事を抜いたり、量を極端に減らしたりしてしまうと、ますます「やせにくい体」ができあがります。

「食べたい気持ち」と闘《たたか》うダイエットをしても、つらいだけで、いいことは何もないのです。

以前の私も、いつもこの「食欲」と闘っていました。

食欲を必死に抑えて、やがて爆発。まるでジェットコースターのような食生活を送っていたのです。

でも、安心してください。そんな私が、失敗を重ねる中でわかったことがあります。

それは、「食べたい!」と感じたとき、その食欲が本物かどうかを見極めればいいということです。

後ほど詳しくお話ししますが、私たちが感じる「食べたい!」には、本物とニセモノがあります。

多くの「食べたい!」は、じつは本当に体の底から欲しているわけではないのです。

これまでなかなかやせられなかったのは、ニセモノの食欲に振り回されていたから。

この章では、ニセモノの食欲を、スイッチのように「オフ」にする方法をご紹介します。

空腹感はどこからやってくるのか

突然ですが、「そもそも」の質問です。

私たちは、なぜ「お腹がすいた！」と感じるのでしょうか。

体のメカニズムとして、**「空腹感」は主に「血糖値」が決めて**います。

ちょっと難しくなりますが、こういうこと。

私たちが何かを食べると、すぐに消化↓吸収が始まります。

このとき、食べ物の中に含まれる糖質がブドウ糖に分解されて血中に流れ出ます。

この血液中のブドウ糖の濃度が「血糖値」です。

血糖値が上がると、そのサインが脳に届いて、「お腹いっぱい、満足した！」となります。そして、「インスリン」というホルモンが分泌されて、ブドウ糖を細胞に取り込みます。すると今度は、血糖値が下がるので「お腹がすいた」モードに変わるのです。

これは人間の体の自然の摂理《せつり》なのですが、問題はこの血糖値が急上昇した場合。空腹時にごはんやパン、お菓子などの糖質をいきなりたっぷり食べると、血糖値が急上昇します。するとインスリンもいっぱい分泌されて、一気に血糖値が下がります。

このこと自体、インスリンをあわてて分泌させる膵臓《すいぞう》や血管に負担をかけて体によくないのですが、ダイエットにも悪影響を及ぼすのです。

まず、インスリンは糖を取り込むとお話ししましたが、余った糖を脂肪に変える働きもします。ですから、大量にインスリンが分泌されれば、その分、太りやすくなるのです。

さらに**血糖値が急激に下がると、下がった分だけ「食欲」がわいてしまいます。**

つまり、「食欲スイッチオン！」の状態です。

ごはんやパン、お菓子などの糖質の多い食事を食べれば食べるほど、食欲がわいて太ってしまうという「負のスパイラル」に陥ってしまうのです。

では、どうしたら食欲スイッチを「オン」にしない食べ方ができるのでしょうか。

それは、**「血糖値を急上昇させない」**、この一言に尽きます。

血糖値がゆるやかに上昇すれば、下がるのもゆるやか。「食欲スイッチをオンにしない食べ方」ができるのです。

具体的にどうすればいいか、見ていきましょう。

「糖質オフ」にこだわらない

血糖値がいかにダイエットにかかわるかという話をすると、よく聞かれるのが、**「糖質オフや糖質制限ダイエットでやせられますか？」**ということです。

たしかに糖質を一切カットした食事を続ければ、血糖値が急上昇することもなくやせられます。それが体に合っていて、苦もなく続けられる人はいいのです。

問題は、糖質オフが体に合わない人、続けられない人。

私自身も一時、かなり極端な糖質制限を実行したことがありますが、少しはやせたものの、体への負担が大きくて大変な思いをしました。

集中力がなくなり、ひどいときは意識が朦朧《もうろう》としたりして、体調も崩しがちに。

「これはとても自分には合わない」と悟《さと》りました。

そして糖質を以前のように食べるようにしたとたん、今度は体重が一気に増えてしまい、元の木阿弥《もくあみ》……。

じつは、私のように**糖質オフが体に合わない人は結構多い**のです。これは2000人以上のカウンセリングをしてきて、みなさんの話を聞いて実感していることの一つです。

極端な糖質オフを続けたことで、風邪《かぜ》をひきやすくなったり、胃もたれや便秘、めまいに悩まされたり、あるいは、やせたとしてもやつれてしまったり……。

糖質オフ食では、どうしても動物性脂肪の摂取が多くなります。すると胃腸にも負担がかかり、動脈硬化のリスクも増えるほか、腸内環境が悪化し、免疫力が下がることもわかってきています。

一方、糖質オフもやり方しだいという面もあります。

野菜や大豆などの植物性食品をしっかり摂っていれば、動脈硬化などのリスクは軽減するという研究もあるのです。

とはいえ、糖質オフ・ダイエットを長い間にわたって続けるのは、多くの人にとってつらいことですし、第一、食の楽しみが半減してしまいます。

それより、糖質も食べすぎないようにしながら上手に取り入れたほうが、絶対に長続きするし、体にもいいのです。

糖質にも「NGな糖」と「OKな糖」がある

では、どうしたら上手に糖質を取り入れつつ、かつ血糖値の急上昇を抑えられるのでしょうか。大事なのは、**糖質には「NGな糖」と「OKな糖」がある**ということです。

・NGな糖——果糖《かとう》ブドウ糖液糖《とうえきとう》などの異性化糖《いせいかとう》（果糖やブドウ糖が主成分の糖）
・OKな糖——食物繊維やビタミンが含まれている食材、精製されていない砂糖それぞれ具体的に見ていきましょう。

まず**「NGな糖」とは、たとえば清涼飲料水やお菓子、栄養補助食品、ドレッシングやポン酢しょうゆにまで多用されている「果糖ブドウ糖液糖」**です。

血糖値が急上昇しやすく、とくに、空腹時にいきなり「果糖ブドウ糖液糖」がたっぷり含まれた清涼飲料水やお菓子を食べるのは避けたほうがいいでしょう。

また、清涼飲料水などの原材料に、「果糖ブドウ糖液糖」と順番が違う「ブドウ糖果糖液糖」という表示がある場合があります。これは、「果糖ブドウ糖液糖」より果糖の割合が少なく、ブドウ糖の割合が多いもの。この二つは「コーンシロップ」「異性化糖」と表示されることもあります。いずれも血糖値が急上昇しやすいのでおすすめできません。

私のところに相談にいらしたCさん（男性）。40代になってとても健康に気をつかうようになり、ヘルシーな食事を意識しているとのこと。ただ、この方は健康に気をつかっているというわりには、健康診断の結果では中性脂肪値などが高いのです。

なぜなのか、私も最初は理由がわかりませんでした。

よくよくCさんの話を聞いてみると、一生懸命ヘルシーな食事を摂りながら、じつは「体にいい」と思って、糖分がたっぷり入ったスポーツ飲料を水の代わりに空腹時にせっせと飲んでいたのです。

これでは中性脂肪値が高くなるのも当然です。余分な糖分は脂肪となって蓄えられるほか、中性脂肪値も上がりやすいからです。

これをやめていただいたら、あっという間に正常値に戻りました。

果糖ブドウ糖液糖のほか、精製された糖「白砂糖」も血糖値を急上昇させるのでできる限り避けたい食品です。

一方、**「OKな糖」というのは、糖質は糖質でも「食物繊維」や「ビタミン」などが含まれている食材**のことです。

たとえば、かぼちゃ。「かぼちゃは糖質が多いからやめたほうがいいんですよね？」

という質問をよく受けます。

たしかに、かぼちゃは糖質が多いので、食事にいつもプラスしていたら太りますが、ごはんの量をその分控えたり、または甘いものが欲しくなったときに、お菓子代わりに食べたりすることで、甘いものへの過剰な欲求を減らすことができます。

かぼちゃには、他の甘いものにはほとんど含まれていない「食物繊維」が豊富なほか、「ビタミン」も豊富なので、ダイエット中、甘みが欲しいときには意外と重宝します。

「かぼちゃは糖質が多いから……」と避けているのに、甘いお菓子やドリンク類を平気で摂っている人もいました。偏った知識で先入観を持ってしまい、大事な視点が抜けてしまうことがあるのです。

また、糖の種類によっても血糖値への影響は異なります。

白砂糖より、てんさい糖やみりんなどのほうが血糖値の上昇がゆるやかなことがわかっています。
種類を選ぶほか、何よりも「量」がいちばん大切。入ってくる量が多いと血糖値が上がってしまうので、できるだけ「少量」を心がけてください。

その他、主食で食べるなら大麦や玄米、全粒粉パンなどの食物繊維の多い穀類を積極的に摂りましょう。これらの穀類は、血糖値の上昇をゆるやかにするほか、腸内で、脂肪の蓄積を抑制する働きのある短鎖脂肪酸《たんさしぼうさん》を発生させることでも知られています。

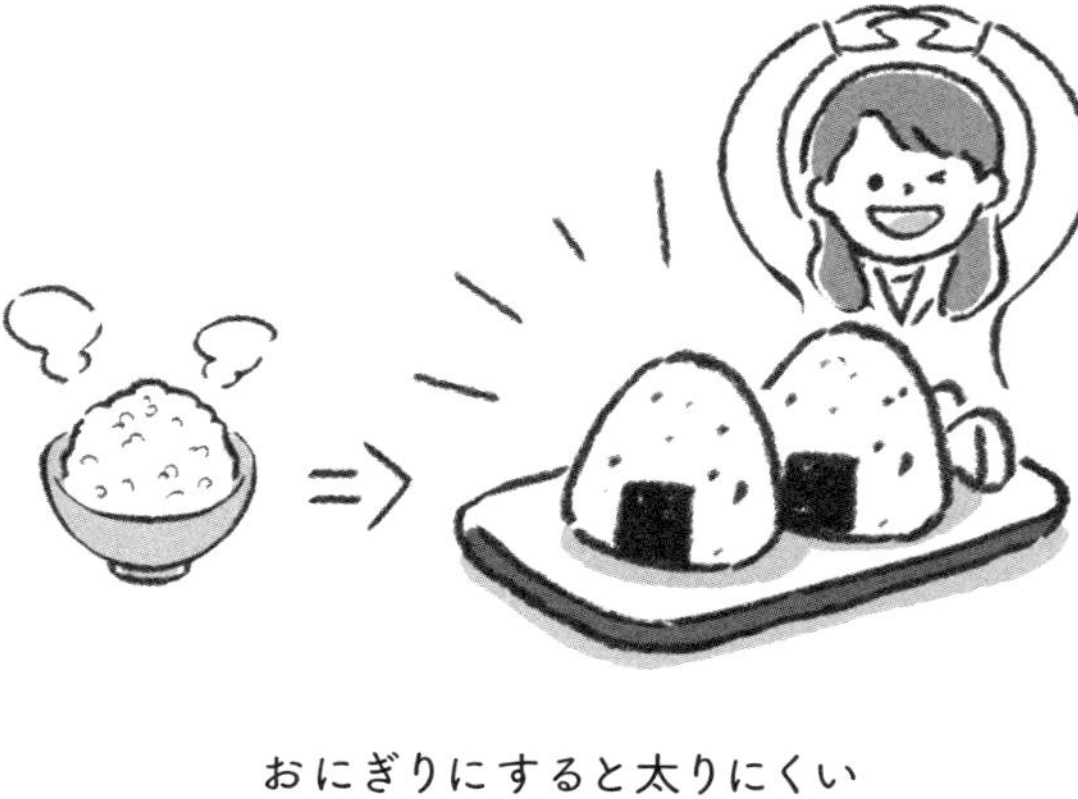

おにぎりにすると太りにくい

どうしても**白飯が食べたい場合は、温かいものより「冷やごはん」のほうがダイエットにいい**こともわかっています。

それは、白飯に含まれるでんぷんの一部が、冷やされることで「レジスタントスターチ（難消化性でんぷん）」という食物繊維に変わるからです。

レジスタントスターチには、糖質や脂肪の吸収を妨げ、血糖値の上昇を穏《おだ》やかにする働きがあります。レジスタントスターチは腸内で発酵しやすく、分解される過程でつくられる短鎖脂肪酸の働きで、太りにくい体づくりや腸内環境の改善にも役立つ優《すぐ》れもの。

炊き立ての白飯のおいしさは格別ですが、苦にならない人は冷たい白飯を食べるのも一つの方法です。手づくりおにぎりなど、冷たくてもおいしいメニューを取り入れるのもいいですね。

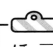

「甘いもの」だって昼間にほかのものと一緒にならいい

糖質は前項でお話ししたような、どの種類を摂るかに加えて、いつ、どう摂るかも重要です。

失敗例をあげておきましょう。

よくあるケースが、おやつに甘いものを「単体」で摂ってしまうこと。

糖質が含まれているものは、決してそれだけで食べないことが大切です。単体で摂ると血糖値の上昇が起こりやすく、お話ししたとおり、太りやすい体になってしまいます。

「食物繊維」の多い食事のあとに少量味わって食べたり、無糖ヨーグルトを食べてから甘いものを食べ始める、豆乳ラテなど「たんぱく質」が含まれたものと一緒に摂る、または「食物繊維」と一緒に摂るなどすることで上手に「食欲スイッチ」をオフにすることができるのです。

「どうしても、糖質食品しかない」というときは、「これでもか」というくらい、ゆっくりよく噛んで食べるのがおすすめ。よく噛むことが血糖値の上昇をゆるやかにし、満腹感も高めてくれます。


もう一つ、糖質は摂取する「時間帯」も大切です。

夜は食後に頭や体を使わないため、糖質がエネルギーに変わらず、その結果、脂肪として体内に蓄えられやすくなります。

また、食事による食事誘発性熱産生が落ちる時間帯は夜。この夜の時間帯に甘いものを食べると、どうしても太りやすくなってしまいます。

甘いものを食べるのであれば、絶対に昼間にしましょう。

本気でやせたいのであれば、夜のすごし方を変えることがいい結果につながりやすいのです。

こんなふうに変わります ❷

大好きな甘いものをやめなくても産後太りが元に戻った！

さおりさん（35歳・看護師）

悩み

- 32歳で出産、体重が5キロ増えたまま戻らない。
- 仕事と子育てで多忙な日々。疲れて帰ると放心状態になり、ついつい甘いものを食べてしまう。

——**今の自分の体型がイヤで仕方ありません！**

アドバイス

- トマトジュースが苦手でないとのことなので、帰宅後にまず飲んでみることをおすすめ。
- 夕食後に甘いものを食べたくなるのは、昼～夕方の空腹感が原因と判明。分食《ぶんしょく》（P.211参照）を実践。

6カ月後

- 2カ月には3キロ減。体が軽くなって運動を楽しめるようになり、6カ月後にはさらに3キロ減。
- 体型が変わったことでヤル気がアップ。人と会うことにも積極的に！

——**出産前の体型に戻ってうれしい！**

「高カロリーの食べたいもの」はランチにする

甘いものは夜ではなく、昼間に摂るならいいということをお話ししました。これは、おやつの糖質だけの話ではなく、「高カロリーのメニュー」も同様です。

「バターたっぷりのグラタンが食べたい！」

「天ぷらうどんが食べたい！」

「生クリームのおいしいケーキが食べたい！」

「トンカツや唐揚げが食べたい！」

こうしたたくさんの「食べたい」を我慢すればするほど、「食べたいのに食べられない」という意識が強くなり、かえってストレスが溜まってしまいますよね。

そんな場合のポイントは、**食べたいものを〝ごほうび〟として「ランチ」に持っ**

てくること。

昼間の時間帯なら、体も動かせ、エネルギーも消費できます。食べたいものを昼間に上手に摂ることで、「食べられないストレス」も少なくできます。それに夜に空腹を感じても、「明日の昼にたっぷり食べられる！」と思えば、つらさも減らすことができます。

Dさん（女性、40代）は大の糖質好きでした。朝昼晩の食事で毎食お茶碗2膳の白飯は当たり前。加えて、おせんべいや菓子パンなどの間食も多いので、計算すると人の1・5〜2倍ほども糖質を摂取していました。

このような生活をしていた人に、いきなり「糖質をやめましょう」といってもストレスが溜まるだけ。反動で食べてしまえば、やせるどころではなくなります。

そこで、**ランチタイムで糖質を摂り、朝と夜はできるだけ糖質を控えて、その代わりに、食物繊維が多く満腹感が得られる野菜とたんぱく質を多めに摂る**方法を試していただきました。

　すると、初めの1~2日ほどは、「ごはんやパンをもっと食べたい」と思っていたDさんでしたが、3日も経《た》つと慣れてきた様子。

「明日のランチには食べたいものが食べられる」と思うとつらさも収《おさ》まり、体も慣れて、だんだんラクに朝食や夕食をコントロールできるようになったようです。

　やがて、その糖質を食べてもいいランチでさえも、パスタにはえのきだけを混ぜるなど、上手に食べる工夫をされるようになりました。

「白飯」を食物繊維やビタミンたっぷりの「麦ごはん」に換えたり、麺の具材に使う野菜を増量したり大きめに切って噛む回数を増やしたりと、ご自身で無理のない工夫を加える機会も増え、結果的に約2カ月で7キロ以上の減量に成功!

　本当に別人のようにスリムになられました。

　その変身ぶりはスタッフが「あの人はどなたですか?」と見違えるほど。私が「Dさんよ!」というと、「えっ、別人ですね! すごくきれい!」と驚きを隠せない様子でした。

Dさんのように糖質を上手にコントロールすると、やせられるだけでなく、40代以降でもどんどん若返り健康的になっていけるのです。

「食事を抜く」のは失敗のもと

ダイエットには夜の時間が重要、とお話しすると、夕食を抜いたりする方もいらっしゃいます。ですが、ダイエット中もできれば3食摂ることが、遠回りのように見えても成功への一歩です。

食事を抜かずに、昼間の空腹時間を長くしないことがやせるための大きなポイント。もし、忙しくて3食しっかり摂れないときは、豆乳や味噌汁だけでも摂りましょう。

「ダイエット中に食べるのは怖い」という人もいますが、ダイエット中だからこそ、食事を抜かずに食べてください。バランスに気をつけて食べれば、間食も減るし、次の食事でのドカ食いも避けられます。

「おやつ」は我慢しないで食べたほうがいい

夜ではなく昼に甘いものや高カロリーのものを食べるという食事を実践してみたものの、夕食までにお腹がすいてしまい、結局夜も食べすぎてしまった……。そんな失敗エピソードをよく耳にします。

そんな人には一度、自分の食事量を振り返ってみることをおすすめします。**朝食、昼食、間食、夕食、夜食……。どの食事の量がいちばん多く、どの時間帯に空腹を感じているでしょうか。**朝や昼に食べたものより、夜に食べたもののほうが多い人は要注意です。

昼食と夕食の間が長かったり、昼食が十分でなかったりすれば、その反動が夜にあらわれるのは当然のこと。

これは、意志が弱いわけではなく、久しぶりに食べたものが体に入ってきたときに、「それをしっかり蓄えておかないと生命にかかわる」と判断する体のメカニズムそのものです。

では、どうすればこの「ドカ食い」をやめられるでしょうか。

ヒントは「事前準備」。

要は、お腹を極限まで減らさなければいいのです。

お腹がすきすぎた状態で夕食にのぞむから、「食欲スイッチ」がオンになってしまうのです。

そこでおすすめしたいのが「午後4時のおやつ」です。

「午後4時のおやつ」をうまく活用することで、「夜のドカ食い」がぐっと減ります。

必ずしも午後4時でなくても、3時から6時ごろまでの間であればOK。夕食までの間にお腹に何かを入れておくことが大事です。

ここで注意したいのが「午後4時のおやつ」の時間に糖質を単体で摂らないこと。たとえば、精製された糖や脂質がたくさん入った甘いお菓子やスナック菓子などをそれだけで食べてしまうことです。

このような糖質の摂り方をしてしまうと、血糖値が急激に上昇してしまい、その後、急激に血糖値が下降し、逆に夜にお腹がすきやすくなってしまいます。

「どうしても甘いものを摂りたい……」という場合は、せめて豆乳ラテをプラスしたり、事前に豆乳を飲んでから食べるといった、糖質を単体で摂らない工夫をしましょう。

▼「午後4時のおやつ」のおすすめ

甘栗、ナッツ、スルメ、魚肉ソーセージ、ミニトマト、ヨーグルトなど、血糖値を上げすぎない「食物繊維」や「たんぱく質」が多く含まれたものがおすすめです。

「食物繊維」や「たんぱく質」は腹持ちもよく、空腹感を感じにくくしてくれるほか、体に必要な栄養も摂れるので体にも負担がありません。

「ごほうび」として食べる

これまで夜に高カロリーのメニューや甘いものを食べることが多かった人は、「夜ではなく昼に」といっても、すぐには難しいかもしれません。習慣を変えるというのは、それだけ大変なことです。

もちろん、完全にやめる必要はありません。

そうです、食べていいんです！

「本当に好きなもの、食べたいものを我慢するダイエットは、絶対に長続きしない」ということは、ほかならぬ私がいちばんよくわかっています。

本当に食べたいものは、完全にやめるのではなく、上手に組み込めばいいのです。

ポイントは「位置づけ」を変えること。**「毎日の習慣」から「ごほうび」の位置**

づけにチェンジするのです。

私のところに相談にいらしたEさん（男性、50代）はチョコレートが大好物で、毎日食べるのが日課になっていました。

それを「毎日の習慣（日課）」から、「1週間に一度だけのごほうび」として、高級チョコレートを口にすることにしたのです。

それでも「どうしても食べたい」というときは昼間なら食べてもいいことにしました。

Eさんは、これで徐々《じょじょ》にチョコレートの摂取量を減らすことに成功し、6カ月でなんと25キロのダイエットに成功したのです。

ダイエットを続けるためには、こうした「ゆるさ」も必要なのだと思います。「ごほうび」なのですから、**思いきって「上質」なものを選んで、少量をよく味わっておいしくいただきたい**もの。

「ごほうびの位置づけに変える」「昼間に食べる」ことで、ストレスなく、しかもダメージを最小限にしてダイエットを続けることができます。

惰性《だせい》で「習慣」の位置づけになっていた食べ物は「ごほうび」というポジションに一度、変えてみてください。

「ごほうび」にしたうえで、「上質なものを少量」というぜいたくな満足感を味わうと、ダイエット成功率はぐっと上がります。

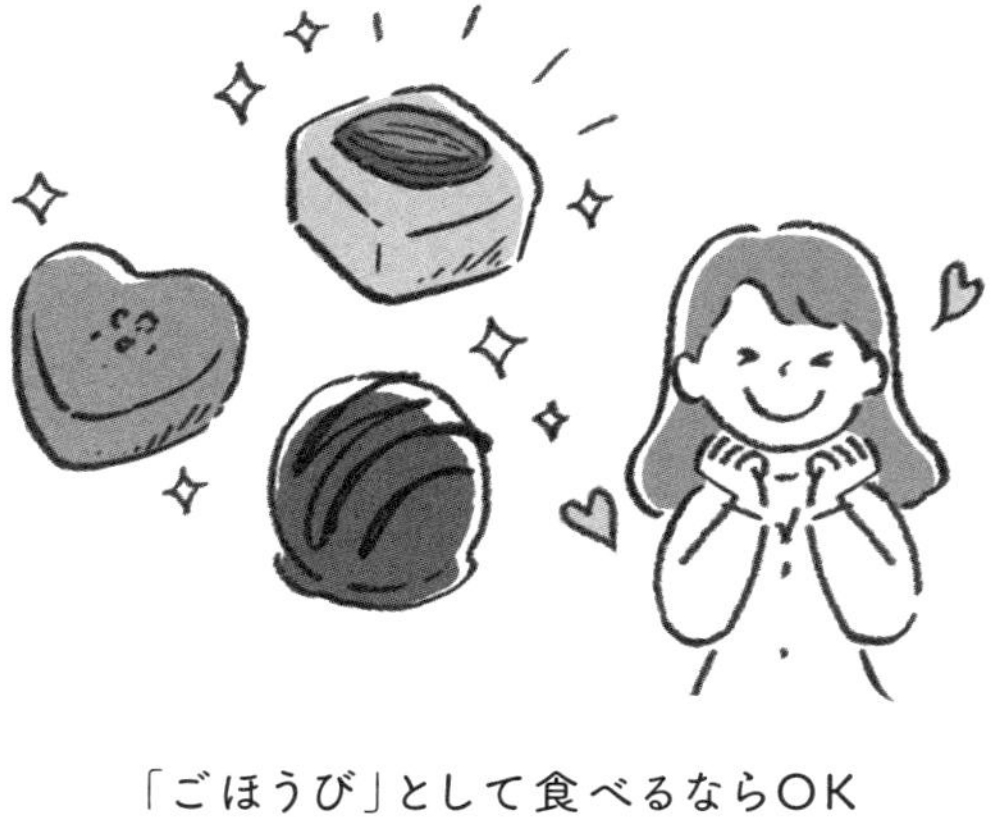

「ごほうび」として食べるならOK

「ダラダラ食い」より「しっかり食べる」

糖質の種類に気をつけたり、量だけ気をつけたり、食べる時間帯に気をつけたりすることで、「なかなかやせない」という状態も変わり始めます。

ここからは、さらにダイエットの成功率を上げる食べ方についてお話ししていきましょう。

「食事をしたもののイマイチ満足感がなく、デザートに何か食べてしまう……」

「すぐにお腹がすいてドカ食いをしてしまう……」

ダイエット中は、こんなことが起こりがちです。

これは「しっかり食べていないから」起こること。**しっかり食べて満腹感が得られれば、ダラダラ食いやドカ食いを避けられます。**

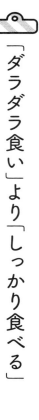

もちろん、そこで重要なのは「何を食べるか」ということ。

これまで何回かお話ししてきましたが、**やせたいときに意識して食べたいのは「食物繊維」と「たんぱく質」の二つ。**

「食物繊維」が豊富な食材は、野菜、海藻、きのこ類、乾物や雑穀。

「たんぱく質」が豊富なのは、肉や魚、卵、そして豆乳、納豆などの大豆製品。これらの食材は、適切な満腹感を与えて食欲コントロールを助けてくれるもの。

これらをしっかり食べることで満腹感が得られ、余計なものを口にしたくなくなります。

とくに「たんぱく質」の多い食品は食べごたえのあるものが多いので、ダイエット中はおすすめ。36ページの「たんぱく質」と「食物繊維」が豊富な食材リストも参考にしてください。

それぞれの食べる量の目安ですが、1食あたり、肉や魚なら片方の手のひら部分程度、卵なら1～2個、納豆なら1～2パック、豆乳ならコップ1～2杯と考えてください。

ただし、「たんぱく質」を含む肉類でも、脂身の多いバラ肉やベーコンなどは避けること。

また、食事で満たされない思いがずっと続くと、どこかで爆発してしまいがち。自分なりの満足パターンを見つけると、ダイエットはぐっと成功しやすくなります。

"買い物かごの中身"どうなっていますか

買い物の仕方も重要です。ダイエットは、じつは買い物の時点から始まっているともいえます。

買い物のとき、レジに行く前に自分のかごの中身をよく見てみましょう。

野菜や肉、魚などの食物繊維やたんぱく質が豊富な食材はちゃんと入っていますか？　お菓子や加工食品、脂身の多い肉ばかりではないですか？

「買い物かごの中身」は、すなわち「あなたの体をつくっている材料」です。

買い物かごの中身で、あなたの体や皮膚《ひふ》、臓器、骨など、体の細胞がつくられていると思うと、買い物の仕方も変わってきます。

1回の食事で体が大きく変わることはありませんが、それが2日、3日、1カ月、1年、5年、10年と続くことで、**野菜を食べた体と、糖質や脂質をたっぷり食べた体とでは、1年後、5年後、10年後のあなたの体が変わることは明白**です。

とくに朝食を抜くなど、食事回数を減らすと脳の働きも衰《おとろ》え、学業成績が下がるという研究もあります。

「楽しみの食事」と「体をつくる食事」。

これからは、その二つの視点で食事を楽しみましょう。

それが忙しい毎日を送りながらの「頭のいいやせ方」だと思います。

「一口目」に何を食べるか

ダイエットのコツは「血糖値を急上昇させないこと」だとお話ししましたが、血糖値の上がり方を大きく左右するものがあります。それは「一口目の食べ物」です。

とくに、お腹がすいているときの一口目は影響大。

空腹時にいきなりパンやお菓子などの糖質を食べてしまうと、血糖値は一気に上昇してしまいます。その後、急激に血糖値が下がり、強い眠気やだるさを感じたり、イライラしたり、精神的にも不安定になりやすくなります。

そんな**重要な最初の一口目におすすめなのが、野菜など食物繊維の多い食べ物。**

私が代表をつとめる「大人のダイエット研究所」では「**繊活《せんかつ》**」を推奨《すいしょう》しています

が、これは、食物繊維をおいしく効果的に摂ることで体の内側から健康を目指す活動のこと。

食物繊維は、さまざまな「病気や不調の予防薬」のような存在。血糖値の上昇を抑える働きのほか、脂質の排出を助ける、腸内環境を整える、糖尿病やメンタルの疾患《しっかん》を防ぐ、食欲の抑制、免疫力アップやアレルギー対策など、多くの働きを持つのです。

ごぼう、枝豆、オクラ、かぼちゃ、なばな、ブロッコリー、れんこん、きのこ類などの食物繊維が豊富な「繊活野菜」を摂ることで、自然と野菜に含まれているビタミン・ミネラル・ポリフェノールなども一緒に摂ることができます。

ダイエットには、食事の最初の一口目をこの「繊活野菜」からスタートすると効果的です。私はこれを「繊維ファースト」と呼んでいます。

野菜が食べられない場合は、コンビニでも手に入る冷凍ブルーベリーや無糖ヨーグルト、めかぶ、納豆でも大丈夫です。

食物繊維を摂るときに大切なのは、同時に水分もしっかり摂ること。

水分をしっかり摂ることで、胃の中で膨《ふく》らみ、さらに満腹感を感じやすくなります。

また、水分をしっかり摂らないと便秘の一因にもなります。

温かい水分を摂れば、より満腹感を得やすいし、代謝もよくなります。これは、体が冷えやすい人にもおすすめです。

では、「一口目に何を食べたらいいか」について実際の例で見ていきましょう。

ランチで定食を頼みました。あなたは何を一口目に食べますか？　定食の場合、汁物がついてきたときは、まずその中の具をたっぷりと食べて、汁を少し飲みます。

次におひたしなどの小鉢をいただき、小鉢の次にメインのおかず（肉や魚などのたんぱく質）へと食べ進みます。

くれぐれも最初にごはんから食べ始めないようにするのがポイントです。

もちろん、コース料理のように一品一品をすべて食べ切らなくても大丈夫。**最初の汁物の具、とくに野菜や食物繊維で胃の中にワンクッションを置くことに意味がある**からです。

そのあとは好きに食べていいのですが、最後に残りの汁を飲みます。

もし、小鉢などがない場合は、味噌汁の飲み方を工夫。最初に汁物の具を食べると、血糖値の上昇が抑えられ、食べ始めの食欲が暴走せず、さらに最後にまた汁を飲むことで、満腹感を十分に得ることにつながります。

温かい汁物は「食べた」という満足感を与えるほか、かつおだしなら、そこに含まれる「ヒスチジン」の抗肥満作用や食欲抑制作用があることも研究でわかってきています。

ハンバーガーやお寿司だってこの食べ方

食事の種類によっては、「繊維ファースト」のルールを守れないこともあると思います。ほかに選択の余地《よち》がないような、たとえばハンバーガー屋さんでハンバーガーとフライドポテトのセットを食べるといったケースです。

フライドポテトのじゃがいもは農作物的に広義では野菜ですが、糖質が多い食品なので血糖値は上がります。だからといって、バーガーにはさまれているレタスやトマトを引っ張り出して先に食べるわけにもいかないですよね。

こんなときは、**単品でサラダを追加**したり、あるいは**ハンバーガーを食べる前に豆乳やトマトベースの野菜ジュースを飲んでおく**のがおすすめです。

あるいはヨーグルトや牛乳でもＯＫ。メニューにあればミネストローネやクラムチャウダーなどのスープでも大丈夫です。

野菜がメニューにないお店のときなどは、魚、肉、卵、大豆製品などの「たんぱく質」食品から食べることを心がけてください。

お寿司屋さんに行った場合は、お寿司を口にする前に、最初は突き出しの野菜やきのこの小鉢、ガリを多めに食べたり、粉末緑茶をたっぷり飲んだり、汁物を頼んで具を食べたりしてから、お寿司に進むことで食べすぎを防げるのです。

焼肉の場合は、最初にナムルやキムチなどの野菜類を食べてから、お肉を食べましょう。

お肉もサンチュで巻いたり、焼き野菜を合間に食べたりすることで野菜もたっぷり摂れてお腹がいっぱいに。白飯の量は少なくても満足できるようになります。最後はわかめスープなどの温かいスープで締めましょう。

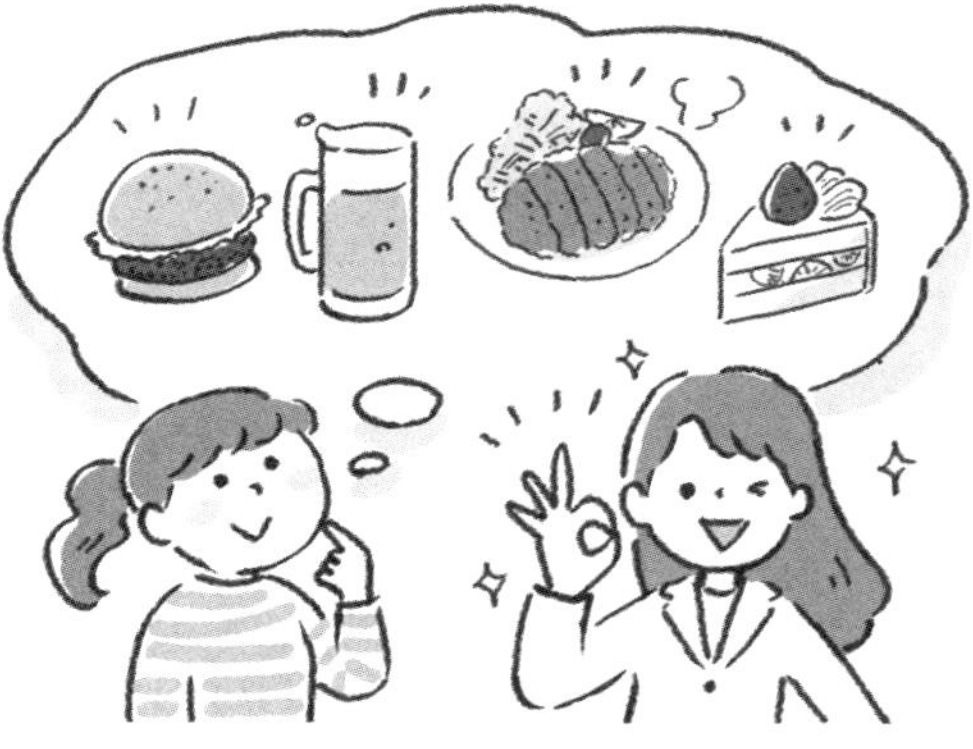

「やめられないもの」はやめなくていい

「丼もの」だってちょっとプラスすれば大丈夫

ここでちょっとイメージしてみてください。普段あなたが食べているものの「見た目」はどうなっていますか？

大きな丼にカツがドンとのっている単品料理？　一汁三菜の定食？

どちらが食べすぎてしまいがちかというと……やっぱりカツ丼ですよね。

カツ丼に限らず、ほかの丼ものやオムライス、カレー、パスタ、ピザなどのいわゆる「単品料理」は、それだけを食べ続けることになるので、ついつい早食いになったり、食べすぎてしまったりしがち。また、これらはいろいろな食材が一つにまとまっているため、「野菜から先に」という食べ方がしづらいのです。

外食では、できるだけ定食を選ぶのがおすすめです。品数を増やすことで、主食の量も自然と減らすことができます。

小鉢が選べるお店なら、マカロニサラダやポテトサラダなど糖質の割合が高いものを避けて、ひじきの煮物や切り干し大根など、「食物繊維」が多くて噛む回数が増えそうなものを選ぶとベターです。

ただし場合によっては、単品のものしかないときもあると思います。

そんなときの対策は、とにかく「具だくさん」にすること。

丼ものならトッピングを増やしたり、なるべく野菜を多く摂れるメニューにします。また、味噌汁や小鉢を追加するのもいいですね。

そして「具材でできるだけお腹いっぱいにする」のがポイントです。丼ものでも白飯を少なめにしてもらうと、定食と同じ効果を得られます。

「食べない」選択をするのではなく、できるだけ品数を増やして食べるのがコツなのです。

麺類だってこの食べ方

単品になりがちな麺類も、トッピング次第で栄養バランスがぐっとよくなります。そばやうどんを食べるときは、かけそばやざるうどんなどの糖質食品オンリーのメニューではなく、できるだけいろいろな具材の載《の》ったものに。

「なめこそば」や「わかめそば」「とろろそば」なら食物繊維が豊富です。そこに、卵や油揚げなどのたんぱく質をプラスするといいでしょう。

ラーメンなら、野菜たっぷりの「タンメン」がグッド。追加でトッピングするなら、メンマやほうれんそう、味玉がおすすめです。

そして、最初の一口はまず具材から。それもできるだけ野菜から選びます。**胃腸の底に「野菜のバリア」を張るようなイメージ**です。

野菜がなければ卵や肉からでも大丈夫。まずは具材を食べることを意識しましょう。

「ニセモノの食欲」に気づく方法

さまざまな「食べ方」について見てきましたが、ここからは、「どうしてもお腹がすいてしまったとき」の対処法と、「今にもお菓子に手が伸びてしまいそう！」そんなときの緊急対策をお話ししておきましょう。

まずは「どうしてもお腹がすいてしまったとき」の対処法です。

1日3回の食事時間以外に「すごくお腹がすいた！」と感じたとき、みなさんはどうしていますか？

「手近にあるお菓子を口にする」
「コンビニに走っておにぎりやパンを買う」

「冷蔵庫を開けて残り物を探す」

それらが今、手の上にあるとして……ちょっと待ってください！ その「お腹がすいた」は「本物の食欲」でしょうか？

この章の冒頭でお話ししたように、じつは「お腹がすいた」には「ニセモノ」と「本物」があります。

とくにダイエット中は、この「ニセモノ」のお腹がすいた状態、つまり**「脳（頭や目）が食べたいと感じている」状態にだまされやすい**のです。


大事なところなので、もう一度ご説明しておきましょう。

「本物のお腹がすいた状態」というのは、「体」がエネルギーや栄養が足りないので入れてほしいと訴《うった》えてきているサイン。

体が欲していないのに間食をしてしまってはカロリーオーバーになってしまいます。ここはきちんと「ニセモノ」と「本物」の見極めが必要です。

「ニセモノの食欲」に気づくチェックポイントを二つあげておきましょう。

その一つ目は、**お腹がすいたと思ったらまず、水をコップ1杯飲んでみてください。そこで空腹が収まったら、それは「ニセモノの食欲」**です。

「本物のお腹がすいた状態」は、水を飲むぐらいでは収まりません。食欲を見極めるうえで、この感覚はとても重要です。

とくに、これまで食べすぎていた糖質や脂質を多く含む食品を減らし始めたときなどは、「ニセモノの食欲」を感じやすいものです。

体が本当に欲しているわけでもないのに、「ニセモノの食欲」の誘惑に負けてしまっては、せっかく上手に食べても食べたものが台無しになりかねません。

お腹がすいたらまずは水を飲むことで「『ニセモノの食欲』か『本物の食欲』か」を見極めることができるのです。

ごくごく自然に「インターバル」が取れる方法

「ニセモノの食欲」に気づくチェックポイントの二つ目は、「いったん食べ始めたら止まらない」という状態です。

私たちの体は食事を始めると脳の食欲中枢《ちゅうすう》が働き、ここから「満腹になった」というサインが出るようにできています。この食欲中枢が働くのは、食事を始めて20分ぐらい経ってから。

なので、よくいわれているように、しっかり噛んでゆっくり食べるのが、ダイエットにも大切なことです。

ただし、頭ではわかっていても、早食いになりがちな人には難しいですよね。

この食欲の暴走が「ニセモノの食欲」の姿なのです。

では、こんなときはどうすればいいのでしょうか。

「ひと休み作戦」をおすすめします。

まず、食事を始めたら、「もうちょっと食べたいな」というところで、心を鬼にしていったんお箸《はし》を置きます。

そして、**温かいお茶を飲んでひと休みする**のです。

お茶に限らず、温かい飲み物ならなんでもＯＫ。味噌汁でもいいし、コンソメスープなどでもいいでしょう。
こうやって**「インターバル」を置くと自然と食欲が収まり、しばらくすると「あれ？　もうお腹がいっぱいだな」と思えてくる**のです。それによって「ニセモノの食欲」かどうか気づくことができます。

それでもやっぱりお腹がすいているというなら、それは「本物の食欲」です。なのでふたたび食べ始めてOKです。でも、そのときはある程度、胃が落ち着いているので、食べすぎにならずに済むことでしょう。

この方法がなんといっても優れているのは、「ここで食事が終わりではない。いざとなればまだ食べてもいいんだ」と思えることで、食べられないストレスも溜まらず、自然に食べる量をコントロールできることです。

ダイエットのためにも健康のためにも「腹八分目」がベストの状態のはずです。つまり、「もうちょっと食べたい」というぐらいで食事を切り上げることができたらいいですよね。そんなときも、この温かい飲み物による「ひと休み作戦」は有効です。

また、食事を「温かい飲み物」で締めることで満足感を得やすく、満腹感を感じる前に食べすぎてしまうのを防いでくれます。

温かい飲み物といっても、甘いコーヒーではなく緑茶や紅茶にすれば、含まれる成分にある「抗肥満作用」や「血糖値上昇抑制効果」がダイエットの助けになるという研究が報告されています。また、口内に残る甘み・塩味の刺激も洗い流されるので、もっと食べたいという気分も抑えることができます。

「ニセモノの食欲」に突き動かされて食べ進めてしまっても、いったん箸を置く習慣があれば、そこでひと休み。そして、温かい飲み物を楽しむ「リラックスタイム」をつくれば、無理なく食べすぎが防げるのです。

こんなふうに変わります❸

やせるための「ムダな努力」をやめてよかった!

由衣さん（27歳・会社員）

悩み

- 食事を抜いたり、ヘルシーなメニューにしたり、努力しているのに体重が減らなくなった!
- 我慢しすぎて、夜中にドカ食いしてしまうことも。

——**がんばっているのにやせないのはなぜ!?**

アドバイス

- 食べないダイエットのせいで代謝が落ち、やせにくい体に。バランスよく食べることが大切。
- 朝食や昼食に、少量の玄米をよく噛んで食べる。
- 空腹を感じたら豆乳めんつゆスープ（P.108参照）を飲む。

6カ月後

- たんぱく質と食物繊維を意識した食事を継続し、2カ月で3キロ減。数字以上に見た目がスッキリ!
- ドカ食いしたくなくなった。
- 体力がついて行動的になり、肌もきれいに!

——**ストレスなく、楽にやせられました!**

「レスキューフード」を活用する

前項で「どうしてもお腹がすいてしまったとき」の対処法をお話ししました。次は「今にもお菓子に手が伸びてしまいそう！」のときの緊急対策です。そんなときは「レスキューフード」の出番です。

「レスキューフード」とは、すぐにつくれて、空腹感を落ち着かせてくれるお助けフードのこと。

私がおすすめする、とっておきの「レスキューフード」が、**「豆乳めんつゆスープ」**です。

つくり方は豆乳に市販のめんつゆ（濃縮タイプ）をお好みの割合で混ぜるだけ。濃縮タイプのめんつゆを水で薄めるのと同じ割合を目安に、お好みの濃さに調整します。

豆乳にコクがあるので、水で薄めるときよりも、めんつゆの量は少なめでも大丈夫。味はお好みでかまいません。私もいつも目分量で適当に混ぜています。常温でも、温めて飲んでも、どちらでもOKです。

この**「豆乳めんつゆスープ」のすごさは、コップ1杯飲めばピタリと空腹が収まること。そして、ダイエット効果バツグンの成分もたくさん含まれている**ことです。

まず、豆乳に含まれている「大豆たんぱく」にはダイエット効果や血中脂質の改善効果があり、血糖値の上昇を抑えてくれる効果もあります。

一方のめんつゆに含まれているかつおだしの「ヒスチジン」という成分は、前にもお話ししたように、食欲を抑える作用、抗肥満作用があることが研究されています。かつお節に多く含まれているので、かつおだしを使っためんつゆを選びましょう。

成分的に見て、豆乳とめんつゆを掛け合わせたスープは、最強のダイエットフードです。しかも、どこででも手に入るし、簡単なのでオフィスでもつくれます。

私も、何度このスープに救われたかわかりません。**お腹がすいたとき、とりあえずこれを飲んでみると、「あれ、もうこれでいいかな?」と思える**のです。

一見、地味ですが、その威力《いりょく》はすごいものがあります。

本当に「これさえあればダイエットのピンチも乗り越えることができる!」と思える魔法のスープです。

もし、豆乳とめんつゆの片方しか身近にない場合は、どちらか一方でも大丈夫。「めんつゆ」だけの場合はそのまま飲むと塩辛いので、お湯で割って飲むといいでしょう。

そのほかに、忙しくてどうしても食事が摂れないとき、ドカ食いしてしまいそうなときにおすすめの即席「レスキュースープ」のレシピをご紹介します。

即席「レスキュースープ」のつくり方

和風スープ

めんつゆをお好みの量のお湯で割り、乾燥わかめなどを加える。

ミネストローネ風スープ

コンソメスープの素《もと》に水とトマトジュースを入れ、電子レンジで温める。カット野菜を加えると栄養バランスアップ！

混ぜるだけ味噌汁

味噌（1杯あたり大さじ1程度）に和風だしの素とお湯を入れ、乾燥わかめなどを加える。

★乾燥わかめを入れると食物繊維がプラスされる。空腹感を感じにくくなる！

★小鍋でつくって卵をプラスすれば、たんぱく質も取れる栄養満点スープに！

Column 2

ダイエットを成功させる「王様野菜」とは？

野菜を摂らなきゃと思っていても、なかなかたくさんの量を食べられない、面倒という人も多いものです。

野菜を摂るときは、「量」も大切ですが、「質」も大切。**野菜の量が摂れない人こそ、「質」にこだわるべき**なのです。

スーパーには季節に関係なくさまざまな野菜が並んでいますが、季節ごとの旬《しゅん》の野菜は栄養価が高く、病気や老化から体を守ってくれる抗酸化力も圧倒的に高くなっています。

また、旬の野菜はたくさん収穫できるので値段も安く、その時季に最適な環境で育つので、丈夫で、農薬や肥料の量も少なくて済むのです。

私は、**旬の野菜の中でも栄養成分がほかの野菜よりも大幅に多く含まれているものを「王様野菜」**と呼んでいます。

王様野菜を活用することで、量がなかなか食べられない、という人も、効果的に摂ることが可能です。

ここでは、季節ごとの主な「王様野菜」と、無理なく、おいしく食べるためのテクニックをご紹介します。

春の王様野菜

春に旬を迎える野菜には、強い香りや独特の苦みを持つものが多いです。この香りや苦みのもととなるのが植物性アルカロイドやポリフェノール。病気や老化の原因になる活性酸素の除去に有効です。

また、春野菜は、カリウムと食物繊維が豊富。体内の塩分や脂質の排出を促《うなが》し、「冬に溜め込んだ余分なものを排出しなさい！」といわんばかりの栄養がたっぷり。これは寒い冬の時期に地中に根を張り、栄養を蓄えてきた証《あかし》です。その生命力も含めて、春野菜を摂りましょう。

・なばな…糖質の代謝を助けるビタミンB群のほか、鉄などのミネラルも豊富
・そらまめ…ビタミンB群、亜鉛《あえん》、食物繊維に富む
・アスパラガス…オリゴ糖を含み、穂先には強い抗酸化作用がある
・グリーンピース…食物繊維、たんぱく質、ビタミンB_1、B_2が豊富
・たけのこ…食物繊維とカリウムが豊富
・春キャベツ…ビタミンCや胃の調子を整えるビタミンUが豊富
・春ごぼう…血糖値を下げる働きのある「イヌリン」や食物繊維がたっぷり
・新玉ねぎ…腸内環境を整える働きがあるオリゴ糖が豊富
・ふきのとう…抗酸化作用の強いビタミンE、カルシウムやマグネシウムを含む

夏の王様野菜

夏の野菜は表面の色が鮮やかなものが多く、紫外線によるダメージをはねのけるポリフェノールやカロテノイド、ビタミンCが豊富です。

紫外線対策にはこれらの抗酸化作用の強い食材を利用しましょう。

また、暑さで疲れが出やすいときにはビタミンB群や抗酸化成分を積極的に摂ることで「疲れにくい体」になります。

・かぼちゃ…抗酸化作用の強いビタミンA、C、Eが豊富。食物繊維も多い
・モロヘイヤ…水溶性食物繊維や脂質の代謝を促すビタミンB_2が多い
・オクラ…水溶性食物繊維が豊富。食後の血糖値上昇や血中コレステロール対策に
・パプリカ…肌や体を元気にするビタミンCが野菜の中でもトップクラス
・トマト…老化の原因となる活性酸素から肌や体を守る。ストレスや疲労対策にも

・なす…アントシアニンなどのポリフェノールが活性酸素の働きを抑制
・枝豆…良質のたんぱく質のほか、ビタミンB_1、C、葉酸や鉄も多く貧血予防に
・にんにく…ビタミンB群が豊富。スタミナや代謝に関係

秋の王様野菜

季節の変わり目で寒さが厳しくなる前の秋野菜には、夏の暑さでダメージを受けた体のメンテナンスや、体の抵抗力を高めるためにおすすめのものが数多くあります。たとえば、ビタミンDをたっぷり含んだきのこ類や、夏の紫外線で疲れた肌のために潤いを保つ働きのあるビタミンAが豊富なにんじん、ビタミンCを多く含むブロッコリーなどです。

・にんじん…体内でビタミンAになるカロテンの量が野菜の中でもトップクラス
・ブロッコリー…ビタミンCやカロテン、抗酸化成分スルフォラファンが豊富

・しゅんぎく…カロテンが豊富で、体内でビタミンAに変わり、潤いを保つ
・きのこ類…食物繊維やビタミンB群、免疫力を高めるビタミンDが豊富
・さつまいも…ビタミンCや食物繊維、ポリフェノールが多い
・ごぼう…食物繊維がたっぷり。ポリフェノールも豊富
・れんこん…食物繊維やカリウム、ビタミンB_1、B_2、C、ポリフェノールが多い
・長いも…不溶性・水溶性の食物繊維が豊富で、むくみに効果のあるカリウムも

冬の王様野菜

極寒の冬に、体のメンテナンスをしてくれる働きのあるミネラルやビタミンが豊富な冬野菜たち。冬の畑に育つ野菜は寒さに耐えて、豊富な栄養をその内に蓄えています。

また、野菜は寒さにさらされると糖度が増すものが多いため、ほかの季節よりも甘みやうま味が増すのが冬野菜の特徴です。

・こまつな…カルシウム、鉄などのミネラル、免疫にも関係するカロテンが豊富
・ほうれんそう…冬のほうれんそうはとくに栄養価が高く、抗酸化力も強い
・水菜…カロテンとビタミンCのほか、ビタミンE、カルシウムや鉄も豊富
・長ねぎ…香り成分のアリシンはビタミンB_1の吸収を助け、血行促進、疲労回復
・芽キャベツ…ビタミンUやビタミンCに富み、胃腸の働きを助ける
・大根／かぶ…根より葉に栄養素が多く、葉のミネラル量はこまつなに匹敵
・ケール…β《ベータ》－カロテン、ビタミン、カルシウム、マグネシウム、食物繊維が豊富

生野菜と温野菜について

味も香りも彩りも、個性豊かな王様野菜。なるべく栄養を損ねず、おいしく食べたいですよね。

では、野菜を食べるとき、「生」と「加熱」のどちらがいいと思いますか？

じつは、どちらも正解です。野菜を「生で食べる」のと「加熱して食べる」のと

では、それぞれにメリットがあるからです。

まず「生」で食べるメリットは、食べごたえ（噛みごたえ）があること、熱に弱い栄養素をそのまま摂取できること。

たとえば、ビタミンCなどは熱に弱く、加熱時間が長いほど壊れてしまいます。

一方、「加熱」して食べるメリットは、「かさ」が減って、量をたくさん食べられること。そうすれば、野菜に含まれている食物繊維をたっぷり摂ることができるのです。

加熱によってビタミンは一定量壊れますが、加熱調理が必要な野菜はもともとビタミンの含有量が多いので、十分に摂れるという考え方もあります。

私のおすすめは、生野菜と温野菜を半々ぐらいで摂ること。

これだといろいろな栄養素も量も、ちょうどいいバランスで摂れると思います。

厚生労働省が推進している「健康日本21（第二次）」では、野菜を1日350グラム以上摂取することを推奨しています。350グラム摂ればいいのではなく、最低限の量が350グラム。それでも毎年「国民健康・栄養調査」で、1日の平均摂取量は350グラムより70〜80グラム不足していて、とくに若い人の野菜不足が深刻です。

また、350グラムのうち120グラム（約1／3）以上を色の濃い野菜＝緑黄色野菜で摂ることが理想とされています。

「生」と「加熱」を上手に組み合わせて、効果的に野菜を摂りたいですね。

この「ズボラ技」でもっとラクに、もっとおいしく

「忙しいときに野菜をたっぷり食べるのは大変」という声をよく聞きます。

忙しい毎日こそ健康的な食事が大切なのに、忙しいときほど健康的な食事を実践するのは難しいもの。以前、私が倒れてしまったのもそれが原因でもありました。

だからこそ、私は「手軽に、なるべく心の負担を感じてほしくない」という想い

を強く持っています。ズボラな栄養士である私だからできることを今も研究しています。その中で編み出した「ズボラ技」を三つご紹介します。

▼ズボラ技① 皮をむかない

食物繊維やポリフェノールなどは、野菜の皮や皮の近くに多く含まれています。そのため、皮をむかない、または皮を薄くこそげ落とすだけで、栄養をたくさん残したまま摂取することができるのです。

たとえば、れんこんなどは皮をむくのが大変。アルミホイルをくしゃくしゃにしたものなどで軽くこすりながら泥汚れを落とすような感じで洗い、そのまま調理してみてください。皮の部分にはうま味成分も多く含まれているので、うま味も感じやすくなります。

皮をあえて丁寧《ていねい》にむかないことで、栄養面や味の面でもメリットがあると考えると、ズボラ技もいいものですよね。

▼ズボラ技②　水にさらさない

野菜の栄養成分は水に溶けやすい水溶性が多いもの。水に長時間さらすことは栄養成分をわざわざ逃しているようなものです。

たとえば、ごぼうは色が変わりやすいので水にさらすのが当たり前のようですが、じつは、それはもったいない行為です。

ごぼうのポリフェノールやうま味成分が水に流れ出てしまうので、ごぼうは調理する直前にカットして調理すれば、栄養も逃さずおいしくいただけます。水にさらす手間も省《はぶ》けて一石二鳥です。

▼ズボラ技③　電子レンジを活用

「電子レンジで調理しては栄養が失われてしまう」と思っている人もいます。じつは「レンチン」はビタミンCなどの栄養成分を効果的に残すことができる調理法なのです。

しかも、火も使わず、鍋を洗う手間も省ける電子レンジはズボラさんにとってはうれしい調理法です。細かく切るのが面倒な人は、大きく切って電子レンジにかければラクに調理でき、食べごたえもバッチリ。よく噛むので満腹感も増します。

きんぴらごぼうや煮物なども電子レンジを使えば、手をかけなくても手軽にできてしまいます。そのうえビタミンも補給できるのですから、ぜひ忙しい毎日に活用しましょう。

「ズボラ技こそ、効果的に野菜を摂れる」ことを発見したときには、ズボラな私はなんだか気がラクになりうれしかったことを覚えています。

それでも時間がない……そんなときは、さらにズボラに、抗酸化力の高いトマトジュースやトマト缶、市販のミネストローネスープ、冷凍ほうれんそうをレンチンなどでもいいのです。

ぜひ、忙しい毎日を送る人こそ、ズボラに効果的に野菜を摂ってほしいと思います。

3章

たとえば、「大好きな唐揚げ」もこれをプラスすれば大丈夫！

——「食べちゃった」の罪悪感が消える〝リセットごはん〟のすすめ

食べすぎても「なかったこと」にできる!?

「以前は少し食べ物に気をつければ、2〜3キロすぐに落ちたのに、今はがんばっても1キロも減らない……」

「ダイエット中なのに、飲み会に行ったとたん、一気に2キロも体重が増えてショック……」

「やせるのは大変なのに、どうして太るのはあっという間なんだろう……」

こんなふうに感じている人は多いのではないでしょうか。

せっかくがんばったのに成果がすぐ台無しになってしまったら、ガックリきます。

本当によくわかります。かつての私もそうでした。

食べすぎた罪悪感、くじけてしまう自分の意志の弱さ、そうはいってもつき合いもあるのだからしょうがない……。そんな「どうしたらいいの！」の叫びにお答えしましょう。

それは、**「食べてしまったあと」**のフォロー、**「食べてしまいそうなとき」**の小技を知っておけばいいのです。

それが、この章でご紹介する**「リセットごはん」**。

この本でカミングアウトしてきたとおり、私は食べることが大好きですし、そうでなくても、これまでの無理なダイエットとリバウンドの繰り返しで、普通の人より太りやすい体質になってしまっています。

しかし、そんな私でも、40代になっても体重はキープできています。

それは、この「リセットごはん」を活用しているから。

食いしん坊の私がおいしいものを食べながら太らずにいられるのは、この「リセットごはん」があるおかげなのです。

食べすぎたって大丈夫。何の苦痛もなく、食べたいものを食べながらダイエットができる、それが「リセットごはん」のいいところです。

「リセット」するための三つのポイント

「リセット」つまり「食べたことをなかったことにする」。

「本当にそんな都合のいい話があるのか？」と疑問に思う人もいるでしょうが、工夫次第でできるのです！

その秘密は「食材選び」と「食べ方」にあります。

「リセットごはん」のポイントは次の三つです。

▼ポイント① 「食べてしまったダメージを減らす」

減量中なのにカロリーの高いものや脂肪・糖分の多い食事をしてしまったとき。

これは肥満のもとで、いわば「ダイエット・ダメージ」につながるものです。

まずは、**高カロリーで脂質や糖質の多い食品を摂る場合は、そのときのダメージを最小限に抑える工夫**をしましょう。

ちょっとした食べ合わせや食べ方で、同じものを食べても、吸収がまったく違ってくるのです。

▼ポイント②「食べなかったことにする」

「食べなかったこと」にするためには、「食べ合わせ」と「食べ方」がカギです。

多くの人は、食べすぎたあとは「食べない」という極端な選択をすることが多いのではないでしょうか。それだと一時的には効果が出るかもしれませんが、なかなか続きません。

じつは、**「リセットする」ためにも、きちんと食べることが重要**なのです。

すでに食べてしまったものをそのあと食べないことで帳消しにするのでは、本当の意味での「リセットごはん」にはなりません。

「食べないリセット」は卒業しましょう。

今日からは「食べるリセット」の方法を身につけてください。

▼ポイント③「食べるものの『置き換え』をする」

目の前にあるものを「食べない」のではなく、**「カロリーが低いものに『置き換える』」ようにする**のがポイント③。

あくまでもボリュームは落とさずに、カロリーが低く、栄養も補いながらカロリーカットができる食材を満足いくまで食べる、というイメージです。

「我慢」ではなく「置き換える」ことによって、カロリーコントロールは容易になります。

たとえば、ごはんをちょっと減らした分、豆腐や千切りキャベツを食べるなど、食べたいものを我慢しすぎず、置き換えて満足させると、意外と続きやすいのです。

「やめられない食べ物」も、少しずつ置き換えながら量を減らしていけば徐々にやめることができます。

では、そんな「リセットごはん」のやり方を具体的に見ていきましょう。

理屈はともかく、実践例を見てみれば、「すぐにできる！」と思えることばかりです。

リセットできるタイミング〈1〉――「食べながらリセット」

「リセットごはん」が最大限に活きるタイミングは3回あります。

まずは**「その場でリセット」。これは「食べ合わせワザ」によって、その場でリセットする**というもので、先ほどお話ししたポイント①「食べてしまったダメージを減らす」に当てはまります。

糖質を「その場リセット」

パンやケーキなどの糖質を摂りすぎてしまったときは「糖質リセットフード」を活用しましょう。

糖質は摂りすぎると脂肪につくり替えられ、体が溜め込んでしまうという性質があるので、早めのリセットが大切です。

「糖質リセットフード」を134ページにまとめました。糖質の多い食事では、リセットフードを合わせて摂るようにしましょう。

糖質をリセットする食材は、吸収をゆるやかにして代謝を促進してくれる食物繊維や糖質の代謝を助けるビタミンB_1、亜鉛、たんぱく質などを多く含むもの、さらには血糖値上昇を防ぐ効果のあるものが最適です。

食物繊維には「水溶性」と「不溶性」の2種類があります。

「水溶性食物繊維」にはネバネバしたものが多く、たとえばオクラやモロヘイヤ、納豆、海藻などがあります。

これらを先に食べて胃の中に入れておくことで、あとから入ってくる食べ物が、胃から小腸に進むのを遅らせることができます。

糖質は小腸で消化・吸収されるため、ゆっくりと運ばれることで血糖値の上昇をゆるやかにしてくれるのです。

一方、おからやごぼう、えのきだけのようなきのこに含まれる「不溶性食物繊維」には、余分なものを早く便として体の外に出そうという働きが強く、体に溜め込まないために必須の成分です。**「水溶性」「不溶性」、二つの食物繊維を活用することで、より効果的に糖質をリセットできます。**


73ページでも触れましたが、近年、大麦や玄米、小麦ふすまなどの全粒穀物が腸の中で発酵することで、食欲抑制、血糖値上昇の抑制、免疫力アップやアレルギーの抑制など、多くの効果を発揮することがわかってきています。

全粒穀物を使ったパンやパスタ、ホットケーキミックスなども市販されています。普段からこのような食材を活用することも「糖質を摂りながらリセットする」ことにつながります。

ゆで卵

良質なたんぱく質、ビタミン、ミネラルを含む万能食材。ダイエット中に不足しがちな鉄も豊富

スルメ

たんぱく質や亜鉛が多く、糖質の代謝も助ける

オクラ

ネバネバ成分の水溶性食物繊維などが豊富。血糖値の上昇をゆるやかにするほか、整腸作用も

ミニトマト

食物繊維が通常サイズのトマトより多く、適度な甘みでおやつ代わりに手軽に摂れる

おから

食物繊維たっぷりでお腹の中で膨れるので、満腹感を得やすく食べすぎ防止に

もずく酢・めかぶ酢

食物繊維や酢の働きで、糖質の吸収をゆるやかにし、ダイエットや健康効果も大

糖質リセットフード

枝豆

食物繊維の力で血糖値の急な上昇を予防。糖質の代謝を助けるビタミンB1も豊富

さば缶

たんぱく質やミネラル・良質な脂質も多く含む。さばに含まれる脂質は脂肪として蓄積されにくい

酢

主成分である「酢酸」が糖質の吸収をゆるやかにして体脂肪の蓄積を抑制

豆乳

コレステロールや中性脂肪を抑える働きや植物性たんぱく質の働きにより、肥満予防効果大

プレーンヨーグルト

たんぱく質やカルシウムを含み、糖質の吸収をゆるやかにする効果も

脂質を「その場リセット」

脂質は、料理に使う油や調味料、乳製品、肉、魚、ナッツ類などのさまざまな食品に含まれています。体のエネルギー源となったり、ビタミンAなどの脂溶性ビタミンの吸収を助けたりと、大切な役割を果たしているのですが、摂りすぎるとカロリーオーバーになり、肥満につながります。

単純に「脂質を摂るのを控えればいい」というわけではなく、脂質の種類を知って、上手にバランスよく摂ることが大切です。

まず脂肪を構成する脂肪酸は、大きく「飽和脂肪酸」と「不飽和脂肪酸」に分けられます。

とくに現代人が摂りすぎなのは**「飽和脂肪酸」**で、**バターやラード、脂身の多いバラ肉やウインナー、ベーコンなどの動物性食品に多く含まれている**ものです。

飽和脂肪酸は、摂りすぎると中性脂肪やコレステロール値を上げてしまうという特徴があります。肉類を摂りすぎなら、脂肪の少ない部位に変えるだけでも効果大。

一方、**青魚やオリーブオイルなどに含まれる「不飽和脂肪酸」は不足しがち**です。こちらは、健康によいとされ、コレステロール値を下げる働きがあります。

飽和脂肪酸はできるだけ控え、不飽和脂肪酸を摂るようにするのがポイントです。おすすめは、不飽和脂肪酸の中でも、えごま油に含まれる「α《アルファ》リノレン酸」や青魚（魚の油）に多く含まれる「DHA」「EPA」。これらは、ほかの脂質に比べて体脂肪になりにくいこともわかってきています。


揚げ物や炒め物、脂身たっぷりの肉など、脂質を摂りすぎてしまった……。そんなときはリセットしましょう。

脂質のリセットには、代謝と排出を助けるものが必要。ビタミンB_2や食物繊維、大豆たんぱく、γ《ガンマ》-オリザノール（177ページ参照）などを含むものが適します。

次ページに「脂質リセットフード」を紹介しています。脂質を摂る場合は意識してこれらのフードを組み合わせるといいでしょう。

千切りキャベツ

たくさん噛むことで満足感を得やすく、ビタミンUの働きで胃腸の働きを助ける

ほうれんそうのおひたし

ほうれんそうの食物繊維やビタミンB群が脂質の代謝を促す

きんぴらごぼう

小鉢1つ分50グラム程度でも、不足しがちな食物繊維の摂取量が格段にアップ

海藻サラダ

水溶性食物繊維が豊富でコレステロールなどの脂質の排出を助ける

クレソン

ビタミンB2が多く脂質の代謝を助ける

脂質リセットフード

玄米

γ-オリザノールが脂質の依存性（P.177参照）をストップ。食物繊維やビタミンの働きで排出と代謝を促す

納豆

大豆に含まれる大豆たんぱくやサポニンには 血中コレステロールを下げる働きがある

米油入り豆乳

米油のγ-オリザノールにより脂質依存対策に。大豆サポニンにより血中脂質もリセット

わかめたっぷりそば（温）

わかめに含まれる食物繊維により血糖の上昇がゆるやかに

きのこたっぷりそば（温）

きのこに含まれる食物繊維で胃から腸に届くスピードをゆるやかに

食後のデザートやお茶でリセット

ちょっと食べすぎてしまった食事のあと。もうお腹に入ってしまってからでもそのダメージを減らすことはできます。

たとえば、食後のデザートを「リセットごはん」にしてみましょう。

おすすめなのは、スーパーでも手に入りやすいりんご。りんごは食物繊維やポリフェノールが含まれる健康食材。さらにうれしいことに、噛みごたえがあるので、満腹感をプラスしてくれます。

かといって、りんごだけを食べる「りんごダイエット」はやめましょう。

りんごのいちばんおすすめの食べ方は、食後のデザートにいただくこと。

おいしくデザートを食べて、なおかつリセットもできる。こんなにうれしいことはありません。

また、「どうしてもお腹がすいた」「食事だけではどうしても満たされない」「甘いものが食べたい」というときに食べてみてください。

シャキシャキと噛みごたえもあり、爽《さわ》やかな甘みで癒《いや》されながら、ダイエット中の欲求を満たしてくれるでしょう。

「食後の緑茶」で脂肪の排出を助ける

食後の飲み物も「リセットごはん」にすることができます。

おすすめは「緑茶」です。

緑茶には「カテキン」という成分が含まれていますが、これが食べた直後の脂質の排出を助けてくれるのです。

カテキンは抗酸化作用が強いので、アンチエイジングやストレス対策にも効果的。

ストレスが溜まると体内に老化や生活習慣病の要因になる活性酸素が発生しますが、カテキンの抗酸化作用が、これを打ち消す働きを持っているのです。

また、緑茶に含まれる「テアニン」には、ストレス軽減効果やリラックス効果があることが報告されており、テアニンの多い抹茶や緑茶はダイエット中の精神安定やイライラ対策におすすめです。

食後の緑茶は、ダイエットの強い味方といえるでしょう。

急須《きゅうす》でお茶を淹《い》れられないときは、ペットボトルの緑茶でもＯＫ。

また最近ではお湯で溶くだけで飲める粉末の緑茶などもあるので、自宅やオフィスなどに常備しておくのもおすすめです。

こんなふうに変わります④

「食べては後悔…」の繰り返しからついに抜け出せた！

真美さん（40歳・会社員）

悩み

- 雑誌やネットで「これがいい」といわれるダイエットを片っ端から試すも、続かない。
- 少しやせてもまた食べすぎて戻る…の繰り返し。

——**つい食べすぎては、自分を責めてしまいます…**

アドバイス

- 食べすぎてしまっても「リセットできる」と考え、自分を責めないよう伝えた。
- 食欲が暴走する前に豆乳や甘栗、トマトジュース、味噌汁などを摂ることをおすすめ。

6カ月後

- 7キロの減量に成功！
- 助けてもらっていた「リセットフード」にも頼らなくてよくなった。
- 食物繊維や水分を意識した食事で、便秘体質も改善。

——**好きな服を着られる楽しみができました！**

リセットできるタイミング〈2〉
——「食べなかったことにする」

リセットごはんのポイント②は「食べなかったことにする」です。ここからはその具体的な方法をご紹介します。

一見おかしなアドバイスに思えるかもしれませんが、じつは**食べすぎた翌日こそ「しっかり」食べてほしい**のです。なぜなら、食べすぎたからといって食事を抜いてしまったりすると体は飢餓状態だと判断し、次の食事の吸収が必要以上によくなってしまうからです。

では、何をしっかり食べればいいのでしょうか?

その答えは「食物繊維がたっぷり含まれた食材」です。食物繊維の力で「脂肪候補」となる余分なものを、しっかり排出してしまえばいいのです。

「野菜や食物繊維を食べましょう」というと、「私はきちんと食べています」とおっしゃる人がいます。もちろん本当にきちんと摂れている方もいますが、よくチェックしてみるとかなり少数です。

「きちんと摂れている」という方も、いま一度、量や質を見直してみてください。胃腸が疲れているときは、野菜ジュースや野菜スープ、味噌汁でもOKです。

「繊活」がやせ体質をつくる

食物繊維は「リセットごはん」には欠かせない存在で、食欲スイッチをオフにする力のほか、リセットに必要な、次のような作用をたくさん持っています。

①血糖値の上昇を抑えて、脂肪の蓄積を防いでくれる
②余分な脂肪やコレステロールを吸着して外に出してくれる
③腸内環境を整え、お通じをよくしたり、やせやすい体質にしてくれる

また、満腹感を感じさせる働きもあるので、私のように食いしん坊の人にもおすすめ。

さらに、食物繊維を日ごろからしっかり摂ることで、次の食事のダメージが減るという「セカンドミール効果」も報告されています。

「セカンド＝次の」「ミール＝食事」という意味で「次の食事の血糖値の上昇も抑えてくれる」という、うれしい効果のことです。

朝に食物繊維が豊富なものを食べると、次の食事も血糖値の上昇が防げて肥満防止につながることが研究でわかってきています。

92ページでも触れた「繊活」は、「たくさんの素晴らしい働きがある食物繊維を、おいしく、効果的に摂ろう」と推奨する活動です。

食物繊維は1日に男性21グラム以上、女性18グラム以上（それぞれ18〜64歳の場合。厚生労働省「日本人の食事摂取基準（２０２０年版）」）が必要といわれていますが、実際の日本人の摂取量はこれを下回っています。

全年齢で不足していますが、とくに若い20〜40代での不足が深刻です（厚生労働省・令和元年「国民健康・栄養調査」）。

下に、いくつかの食材の食物繊維量を紹介していますので、参考にしてください。

まずは食物繊維たっぷりの食事を摂ることが「リセットごはん」の基本です。

ぜひ、「繊活」を意識してみてくださいね。

食材に含まれる食物繊維量の例

・納豆	1パック（40g）	2.7g
・かぼちゃ	100g	2.8g
・にんじん	1/2本（70g）	2.0g
・キウイ	1個（70g）	1.8g
・玄米ごはん	1膳（150g）	2.1g
・もずく	1パック（80g）	1.1g
・しめじ	1/2パック（45g）	1.4g

文部科学省「日本食品標準成分表 2020年版（八訂）」より

「手のひらいっぱい」の野菜を食べてリセットする

「リセットごはん」の主役は、なんといっても「野菜と食物繊維」。高カロリーなものを食べすぎてしまったあとでも、これらの食材を食べることで「リセット」できます。

「なんだ、また野菜か……」と思われた方は、野菜が難しいならコンビニでも手に入る納豆・豆腐・豆乳などの大豆製品や、めかぶ・わかめ・海苔《のり》などの海藻、冷凍ブルーベリー、甘栗なども大丈夫です。

これらの食材は、食物繊維のほか、ビタミン、ミネラルが豊富で、代謝を高めてくれます。さらに、血糖値の上昇を防いでムダな食欲を鎮《しず》め、太りやすくなることも防いでくれるのです。

また、カロリーは抑えつつ満腹感を得ることができるのもうれしい点です。

野菜の量の目安は、朝昼晩に「手のひらいっぱい」ずつ。

生野菜なら両手のひらいっぱい、温野菜なら片手いっぱいを目安にしてください。できれば生野菜と温野菜、両方摂るのが理想ですが、摂る「量」を変えるだけで、ぐっとやせやすくなるのです。

これだけの量の野菜を毎食食べるのは大変なので、「リセットごはん」の日だけは、がんばってみることをおすすめします。具だくさん味噌汁や鍋（水炊き）などでも大丈夫。汁物や鍋にすると、油を使わず、たくさんの野菜を無理なく摂ることが可能です。

野菜をこのように「浴びるように食べる」ということで、私は**「野菜のシャワーを浴びる日」**と呼んでいます。野菜のシャワーで体内の余分なものを洗い流すイメージです。

もちろん「野菜しか食べてはいけない」ということではありません。

しかし、これだけの量の野菜を食べると、それだけでなんだかお腹がいっぱいになり、結果として、他の食材の量が少なくても満足できるようになります。あとはごはんの量を半分程度にしながら、肉、魚、卵などの「たんぱく質食品」も摂りすぎない程度に取り入れます。

家でつくるのが大変な人は、その日だけはお店選びを工夫して、サラダランチが食べられるお店にしたり、コンビニでは選び方に気をつけたりするなど、工夫次第で負担も少なく「野菜のシャワー」を浴びることができます。

次のページに野菜でリセットする食べ方のアイデアを紹介しておきます。外食する場合も、これらを参考に、食物繊維とたんぱく質を摂ることを心がけましょう。居酒屋などでも、枝豆やぬか漬け、お刺身、焼き鳥など、工夫次第でバランスのいい「リセットごはん」にすることは可能です。ただし、「締めのラーメン」に手を出してはリセットが台無しになるので気をつけて。「どうしても食べたい!」が止まらない人は、味噌汁を飲むことで満たされるのでぜひ試してみてください。

「リセットごはん」のアイデア

朝食

野菜たっぷり＋納豆・卵など＋フルーツ＆ヨーグルト

▶野菜の品数や量を増やすなど、とにかくたっぷりと。そうすることで、自然と糖質が少なくても満足しやすくなります。生野菜か蒸し野菜、味噌汁がベスト。

昼食

具だくさんの麺やチャーハン（麺の量やごはんの量を半分程度にし、野菜の量をたっぷりにします）

▶野菜とたんぱく質が摂れて、糖質が控えめのランチに。夕方にどうしてもお腹がすいたら、糖質中心ではない間食を（豆乳などでもOK）。

夕食

野菜たっぷりのメニュー2品（おひたしや炒め物などの加熱野菜＋生野菜）＋魚や脂身の少ない肉（焼いたもの）

▶野菜2品以上（量がたっぷりであれば1品でもOK）とたんぱく質をしっかり。1時間でも早く食べるとダイエット効果がアップ！

野菜のシャワー効果を上げる「冷凍」テクニック

一から調理すると大変なものは、冷凍しておけばいつもの料理にちょい足しすることができ、途中から調理できるので時短にもつながります。

たとえば、しょうがは使い切れなければすりおろして密封して冷凍したり、こまつなもカットして冷凍したり、トマトも丸ごと冷凍したり。

そして、何よりうれしいのが、**冷凍して長期保存しても野菜のビタミン・ミネラルなどはほとんど変化がない**ということです。

冷凍したこまつなは、解凍してめんつゆなどを混ぜればゆでずにおひたしができますし、冷凍トマトは丸ごと煮込んでトマトスープやソースなどにすれば、抗酸化成分リコピンの吸収も高まるので一石二鳥。

また、市販の冷凍野菜は旬の時季に急速凍結しているものも多いので、旬ではない時季の野菜を摂るよりも栄養が含まれていることもあります。

もちろんフレッシュな旬野菜を調理できるならそれにこしたことはありませんが、「忙しい毎日でなかなか野菜を使った料理をつくれない」「野菜を買ってもダメにしてしまうことがある」という人はぜひ活用してほしいと思います。

ジュースでたっぷり摂る

忙しい人や調理が苦手な人は、ジュースやスムージーで野菜を摂るのも一つの手です。

ジュースにすると、ビタミンが壊れるという心配もありますが、私は、壊れるビタミンを心配しすぎて摂らないよりも、多少栄養素が減っても、日常的に摂るほうがいいと考えています。

朝ごはんは忙しくてジャムトースト1枚というようなときは、せめて野菜の入ったジュースをつけましょう。

つくるときはジューサーでなく、ミキサーを使います。これは食物繊維を残すため。ジューサーだとせっかくの食物繊維が取り除かれてしまうからです。

ミキサーを回す時間はなるべく短時間にして、つくったら時間を置かずにすぐ飲むのがコツ。これは、空気と触れることで酸化してビタミンが減るのを防ぐためです。

果物をたくさん入れたり、糖分をプラスしたジュースは、単体で飲んでしまうと血糖値が上がりやすくなる難点があります。果物や甘みを加えるのではなく、豆乳やヨーグルトなどの乳製品をプラスして、「たんぱく質」も一緒に摂るようにすればOK。そうすることで、野菜に含まれない栄養成分がプラスできるほか、「たんぱく質」を消化・吸収するため血糖値の急激な上昇も抑えられやすいのです。

また、ジュースの食材選びには、ちょっとしたコツがあります。**それは同系色の野菜・果物でそろえる**こと。

赤と緑などの反対色を選んでしまうと、混ぜ合わせることでグレー（どす黒い）色になりやすいものです。栄養素が壊れるわけではありませんが、見た目が悪いと飲みたくないですよね。

野菜ならではの色鮮やかな見た目を楽しんで、おいしそうに見えるようにするためにも、同系色〜中間色で食材を選んでみるのもちょっとしたコツです。

ミキサーにかけるだけの簡単ジュースレシピ

ほうれんそう×豆乳×バナナ

ほうれんそう…1/4束、
豆乳…150 〜200ミリリットル、
完熟バナナ…1/2 〜 1本

トマト×すいか×ヨーグルト×氷

トマト…1個、すいか…1/10個、
ヨーグルト…100グラム、氷…5〜6個、
はちみつ…大さじ1、レモン汁…大さじ1
※すいかの代わりにりんごでもOK。

こまつな×キウイ×牛乳×はちみつ

こまつな…1/4束、
キウイ（完熟）…1〜2個、
牛乳…200ミリリットル、
はちみつ…大さじ1

リセットできるタイミング〈3〉――「食べるものの『置き換え』をする」

「リセットする」ための最後のポイント③に進みましょう。「食べるものの『置き換え』をする」こと。これにぴったりなのが、納豆、豆腐、おから、蒸し大豆、味噌、豆乳などの大豆製品。これらは、高カロリーなものを食べるときに一緒に食べても、翌日・翌々日に食べても対応できる最高の「万能リセットフード」です。

豆乳は「万能リセットフード」の中でもお手軽度ナンバー1に認定したい優秀食材です。コンビニでもどこでも入手しやすく、血糖値の急上昇を抑えてくれるので、糖質の多い食事や甘いもののリセットにはもってこい。

豆乳は購入するなら添加物の少ない「無調整」のものがベストですが、飲みづらいという方は「調製豆乳」でもOK。

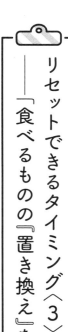

最近は豆乳もかなりおいしくなっています。「豆乳はちょっと苦手……」という人も、ぜひいろいろ試してみて、好みのものを見つけて常備するといいでしょう。

また、大豆製品と並んで、**オクラ、モロヘイヤ、なめこ、もずく、めかぶなどの「ネバネバ食材」も最高の「万能リセットフード」**です。

ネバネバ食材は、次の**「三つの力」**でダイエットを助けてくれます。

一つ目は、ネバネバ成分が胃から小腸への消化、吸収の流れをゆるやかにし、糖質の吸収を穏やかにしてくれる働きです。

二つ目に、これらのネバネバ食材は食物繊維が豊富なため、腸内環境の改善に役立ちます。

三つ目は、その食物繊維のおかげで腹持ちもよくなり、食欲をセーブできます。

さらに、コレステロールなどの血中脂質量の上昇を抑える働きも期待できるので、「ネバネバ食材」はメタボ対策にもおすすめです。

さらに、159ページからのコラムで紹介している「野菜麺」も、置き換えにぴったたりなのでぜひ取り入れてみてください。

▼超優秀食材「おからパウダー」

話題の「おからパウダー」はリセットごはんにおすすめの食材です。

おからパウダーは、食物繊維と植物性たんぱく質のカタマリといってもいいほど「食物繊維」と「たんぱく質」が豊富です。

なんと約50パーセント近くが「食物繊維」で、約25パーセントが「たんぱく質」なうえ、日持ちもして手軽に毎日の食事にプラスできるというメリットも。

水で戻しておからの代わりに使ったり、小麦粉の代わりに（または小麦粉の半量を）おからパウダーにしたり、ヨーグルトにプラスしたりなど、手軽に栄養補給できる、まるでサプリメントのような食材です。

これを食前に摂って同時にたっぷり水分も摂ると、本当にお腹の中で膨らむのがわかります。

食べすぎ防止のお助けアイテムにもなります。

Column
3
「かさ増し」で大幅カロリーカット

私のイチオシの野菜の食べ方の一つが**「野菜麺（ベジヌードル）」**。**野菜をスライサーやピーラーなどで細長く切って、これを「麺」に見立てて料理に使う**のです。

野菜麺に使える野菜は、ズッキーニ、にんじん、大根、きゅうり、かぶなど。また、野菜ではありませんが、えのきだけならスライサーいらずで万能に使えます。野菜麺は、パスタ風、ラーメン風、焼きそば風と、いくらでもアレンジ可能。栄養たっぷりだし、大幅なカロリーカットにもなるのです。

この野菜麺は単品で麺の「置き換え」にしてもいいし、パスタやラーメンの麺を半分にして「かさ増し」にも使えます。

「ダイエット中でもパスタが食べたい」「無性にラーメンが食べたい！」というときにも、これなら安心して食べることができます。

私がプロデュースしたレストランの期間限定メニューで、えのきだけでかさ増ししたパスタがあったのですが、これが驚くほど好評で、売り切れ続出でした。

また、もやしを電子レンジ加熱したもの（お好みでゴマ油と塩を各少々）やキャベツの千切りなどをごはん代わりに食べたり、半分をごはんと置き換えたりする「かさ増しごはん」も、お腹いっぱい食べながらカロリーオフができるのでおすすめです。

次ページ以降に「野菜麺」のレシピをいくつか紹介しておきますので、みなさんもぜひ試してみてくださいね！

野菜麺の麺はピーラーやスライサー、ベジヌードルカッターなどを使用すれば、手軽にできます。

ボリューム満点！野菜麺レシピ

フェットチーネ風にんじんナポリタン

▶ 材料（1人分）

にんじん……1本、塩……少々、ピーマン……1個、ウインナー……1本、市販のナポリタンソース(またはケチャップとウスターソース3:2に砂糖少々を合わせたもの)……大さじ2程度、オリーブ油……小さじ1

▶ つくり方

❶にんじんはピーラーで細くスライスし、耐熱容器に入れてラップをして電子レンジにかけ、温かいうちに軽く塩をまぶす。

❷フライパンにオリーブ油を入れ、細切りにしたピーマンと薄切りにしたウインナーを炒め、❶を加えて炒め、ナポリタンソースを加えて炒め合わせる。

きしめん風鶏だし温麺

▶ 材料(1人分)

大根……200g、鶏もも肉……1/3枚、長ねぎ……1/3本 、しめじ……適量、片栗粉……大さじ1/2強、塩……少々、水……400ml、三つ葉（飾り）……適量

A｜酒・みりん……各大さじ1、しょうゆ……大さじ1強、おろし生姜……1/3片分、塩……少々

▶ つくり方

❶鶏肉は一口大に切り、長ねぎは斜め切りまたは5cmの長さに切る。しめじは石づきを取り、小房に分ける。

❷大根はピーラーで薄くスライスして片栗粉と塩をまぶし、耐熱容器に入れてラップをして電子レンジにかける。

❸鍋に水を入れ、❶とAを入れて煮る。火が通ったら❷を入れて軽く煮て塩で味を調《ととの》え、器に盛り、三つ葉を添える。

★大根麺はダイエット中の鍋の締めにもおすすめ。

★大根は片栗粉を少しまぶすことで麺のような食感に。長い状態のままのほうがスライスしやすい。

なすのミートソース風ベジパスタ

▶材料(1人分)

ズッキーニ……1本、なす……1本、にんにく(みじん切り)……1片分、オリーブ油……大さじ1、塩……少々

A | 市販のミートソースまたはトマトソース……大さじ3、水……大さじ3

▶つくり方

❶冷たい麺の場合:ズッキーニは長めのごく細切りにし、軽く塩をする。温かい麺の場合:ズッキーニは長めのごく細切りにし、軽く塩をしてオリーブ油で和え、フライパンで炒める。

❷なすは約3mm角のみじん切りにする。

❸フライパンにオリーブ油とにんにくを入れて弱火で炒め、香りが出たら❷を入れて弱火〜中火で炒める。Aを入れて汁気がなくなるまで炒め、塩・こしょう(分量外)で味を調える。

❹冷たい麺の場合:❶の水気を軽くとって皿に盛り付け、❸をかける。温かい麺の場合:❶の麺を盛り付け、❸をかける。

★市販のミートソースは少し塩分が濃いので、野菜や水を入れて調整する。

4章

どうしても「やめられないもの」全部そのままでやせられます！

――肉好き、外食多め……10のタイプ別・効果倍増の実践テク

今の食生活、食べ物の好みはどのタイプ？

ここまで、やせにくくなった人でもうまくいく、「食べなかったことにできる」ダイエットのポイントをまとめてきました。

最後の章では、私のところに相談にいらっしゃる方々のタイプ別に、その方への「個人カウンセリング」の実際をご覧いただくことにしましょう。

基本的なポイントはみなさんに共通しますが、体質や食べるものの好みや習慣、そして取り巻く環境は人それぞれ。

それを代表的な10のタイプに分けて、タイプ別にどんな対策がより効果的なのかをお話しします。

【まずはタイプをチェック】


あなたに当てはまるのは、どのタイプでしょうか？

複数のタイプの特徴にドキッとする方もいると思います。自分の普段の食生活や生活習慣を振り返って、自分にぴったりのタイプを見つけてください。全部読むのが大変なら、当てはまるところだけを読んでも大丈夫です。

▼タイプ① お米が好きな人、糖質を制限したくない人

とにかくお米が好きで、お米をしっかり食べないと食事をした気がしないという人。あるいは、パンやパスタが好きで食べるのが楽しみという人も多いですよね。

糖質過多は肥満のもとですが、こういう人が無理に糖質制限をすると、ストレスが溜まって、結局、リバウンドしかねません。

▼タイプ② 肉類や揚げ物が好きな人

唐揚げ、トンカツ、天ぷら……。脂っこいもの、脂肪の多い食べ物に偏りがちな食生活を送っている人。太ってしまう典型的な食パターンでもあります。

▼タイプ③　外食が多い人

外食では量もカロリーもコントロールしにくいもの。外食が続くと太ってしまうという人も多いと思います。

▼タイプ④　アルコールが好きな人

アルコールが好きな人は、おつまみに脂っこいものを食べてしまったり、締めにラーメンを食べてしまったりと、「誘惑」がいろいろ。アルコールを飲むと食欲も増してしまいます。

▼タイプ⑤　甘党、お菓子が好きな人

和菓子、洋菓子、アイスクリームなど、スイーツがどうしてもやめられない人。女性に多いタイプです。

▼タイプ⑥　塩辛いものが好きな人

塩分の摂りすぎは、むくみの原因になります。代謝が滞《とどこお》るので、やせにくい状態をつくってしまいます。

▼タイプ⑦　野菜が苦手な人

私がおすすめするダイエットでは野菜をフル活用しますが、「その野菜が苦手」という人もいます。ローカロリーで食物繊維、ビタミンを豊富に含む野菜を食べないのは、太る大きな要因となります。

▼タイプ⑧　夕食が遅い人、食事時間が不規則な人

夕食が遅いと、お腹がすきすぎてドカ食いしてしまいがちです。また、食事時間が不規則というのもダイエットにはNG。脂肪が溜まりやすい体になってしまいます。

▼タイプ⑨　運動が苦手な人

いうまでもなく運動をしたほうがダイエットには効果的。でも体を動かすのは大嫌いという人や、運動は嫌いではなくても時間がとれないという人もいます。

▼タイプ⑩　意志が弱い人

これはもうやせられない多くの人に共通することでしょう。私も、まさしくこのタイプでした。食べ始めると止まらなくなるのも、このタイプの共通点です。

こういう「太る原因」をやめればやせられる……。そんなことは誰もがおわかりだと思います。でも、それができないから太ってしまう。もちろん私もそうでした。でも大丈夫！　どんなタイプでも、無理なくダイエットが達成できるんです！

ぜひ、自分に当てはまるものから読んでみてください。

次から、10のタイプそれぞれの対応策を見ていきましょう。

タイプ①お米が好きな人、糖質を制限したくない人

それは「ランチタイムのお楽しみ」に

ダイエットをしたくてもやはり「白いご飯が大好き！」「甘いものがやめられない！」という人は多いものです。なかには「糖質依存」なのではないかという場合もあります。

糖質制限ダイエットが流行っていますが、忙しい人がよく利用するお店ほど糖質中心の商品やメニューが並びがち。お勤めの人がこれを実行するのは一苦労です。

そこで私が提案するのは、そういうお店に行く**回数を決めること**です。

たとえば、「週に3日だけ」「お昼だけ」というように決めます。**夜は控えて、「次の日の楽しみ」にとっておいて、翌日のお昼に行くようにする**のです。ダメージの少ない時間、つまり夜を避けて昼間に食べることが大切なのです。

そして、白飯を「摂りすぎない」ためには、野菜や、メインのおかずをしっかり食べるように心がけ、**白飯は「ごほうび」の位置づけ**に。

また、糖質を控えるときは、動物性の食品（肉など）に偏らないようにして、植物性の食品（納豆、豆腐などの植物性たんぱく質や野菜など）が、半分以上の量になるように意識しましょう。

そうしないと、動脈硬化のリスクが高くなり、たとえやせたとしても、心臓の疾患や脳血管疾患などに……ということにもなりかねません。

食前のちょい食べ習慣

「白飯がどうしてもやめられない……」「つい、食べすぎてしまう……」という人は、空腹の時間が長くなりすぎていないかをチェックしましょう。

空腹の時間が長すぎると、極端な空腹感から、食べることへの欲求に拍車《はくしゃ》がかかります。食事と食事の間がどうしても長くなってしまった場合こそ、食前の習慣を見直してください。

食前に、野菜や豆乳、無糖ヨーグルトなどを摂るようにすると、それだけで「糖質のドカ食い」が防げるようになり、さらに、糖質の吸収がゆるやかになるので一石二鳥です。

「食べてはいけない」と思うから食べたくなる

白飯をはじめ、糖質を減らすのがどうしてもつらい場合は摂ってもOK。

その代わり、**「摂る前にたっぷり野菜を食べてから」というルール**にします。「食べちゃダメ」と思えば思うほど、食べたくなってしまいがち。それなら「食べてもOK、その前に○○を食べる！」という方式にしてみましょう。そうすると、結果的に糖質を食べる量が減り、食のバランスが整いやすくなります。

野菜やたんぱく質などをバランスよく食べることで、体は自然と糖質の摂りすぎを防ぐようになっていきます。

タイプ②肉類や揚げ物が好きな人

揚げ物はキャベツで「かさ増し」

揚げ物はカロリーも高く脂質も多いので、ダイエット中はなるべく控えたいものですが、どうしても食べたいときもありますよね。

そんなときのお助け食材が「キャベツ」です。

トンカツや唐揚げなど、脂質の多いメインディッシュを食べる前に、キャベツをたっぷり食べて、お腹の中をかさ上げしておけば、揚げ物をドカ食いすることがなくなります。トンカツ専門店などではキャベツのお代わりが自由というところもあるので、積極的にお代わりするといいですね。

揚げ物に限らず、**キャベツは「ダイエットの最強食材」の一つ**です。

キャベツは一年中、手に入りやすく、生でも加熱してもおいしく食べられます。しかも噛みごたえがあり、量がたっぷり食べられて低カロリー。千切りでもいいですが、面倒なときは、ざく切りにしたり、手でちぎったりして、ドレッシングやゴマ油と塩などで食べるのもおすすめです。

また、キャベツは「白飯の置き換え」にも適しています。その場合は千切りにして、お肉などのメインと一緒に食べて満腹感を高めます。味付けの濃いお肉を食べて、「白飯が欲しい！」と思ったときに口の中を中和させるイメージでキャベツを食べるのがポイント。この場合は白飯の代わりなので、キャベツに味はつけません。

この最強食材、キャベツの食べ方としては、**火を通すより、できるだけ生で食べたほうが食べごたえがあり、栄養分を壊さずに済みます**。また、「ビタミンC」など空気に触れると壊れやすい栄養分を逃さないためにも、切ったら時間を空《あ》けず、すぐに食べるようにしましょう。

また、まめ知識ですが、キャベツは外側の葉や芯《しん》に近い部分のほうに「ビタミンC」の量が多いので、なるべく外側や内側も捨てずに食べると効果的です。

「脂質依存」に陥らないために

「揚げ物が我慢できない！」

揚げ物好きの人はみなさんこうおっしゃいます。私のところに相談に来られる方にも、揚げ物、とくに唐揚げやトンカツが大好物で、食べすぎてしまったり、週に何度も食べるという人がいます。どちらかというと、女性より男性に多いかもしれません。

じつは、これは「脂質依存」になっている可能性があるのです。

糖質と同じように、脂質にも依存性があります。

マウスの実験ですが、一度脂質を与えると、その後も脂質の多いエサを好むようになることがわかっています。高脂肪のエサを与えたマウスは、ずっと食べ続けて太っていきますが、栄養バランスのいいエサを与えたマウスにはそのようなことが起きません。

つまり、高脂肪な食事には依存性があるとされているのです。

この「脂質依存」を止めるための「奥の手」があります。それが「γ－オリザノール」。玄米（ぬかの部分）や胚芽《はいが》米《まい》に多く含まれる成分です。

この「γ－オリザノール」には「脂質の依存性」をリセットする効果があり、血中コレステロール値の改善など脂質異常症の予防作用があることも報告されています。

揚げ物が大好きでやめられない人は、ぜひ白飯を玄米に置き換えてみてください。

また、**玄米には食物繊維がたっぷりで、ダイエットを助ける「天然のサプリメント効果」もあります**。白飯よりも噛みごたえがあるので、満腹感にもつながります。

よく噛まないと消化ができないので、早食いグセの人も自然とゆっくりと食べるようになります。

さらに白飯に比べて、玄米は糖質の代謝を助けるビタミンB群も豊富です。

最近は、白飯の感覚で炊ける発芽玄米や、表皮を少しだけ削って食べやすくした玄米も出回っていますから、これを取り入れるのもいいでしょう。

発芽玄米は比較的食べやすいのでそのまま炊くだけでも食べられますし、それでもやはり苦手という人は白飯と混ぜて炊いてもいいと思います。

混ぜる割合は最初は玄米を3割程度から始めて半々に、最終的には全部にするなど、試しながら取り入れるといいでしょう。

それでも玄米がどうしても苦手という人は、**調理に使う油を「米油《こめあぶら》」に変えてみるのも一案**。米油にも玄米と同様の成分が含まれています。

比較的高温に強いので料理にも使え、アンチエイジングや美肌にもいいと、最近注目のオイルです。

タイプ③外食が多い人

プラス一品で「その場リセット」完了！

「手っ取り早くお腹を満たしたい」「ササッと済ませたい」というときに便利な丼ものや麺類。

でもこれらは糖質過多になりがちです。さらに93ページでご紹介した「一口目に食物繊維を食べる」を実践することも難しいものです。

そんな人にぜひ食べてもらいたい一品があります。それを加えるだけで、「食欲スイッチオフ」できるもの——。

それはズバリ「酢の物」です。

酢が血糖値の上昇をゆるやかにしてくれるので、外食が多い人にはおすすめです。

ランチの定番、ラーメンやチャーハン、餃子《ぎょうざ》、唐揚げなど、脂質たっぷりの中華料理にも酢を忘れずにサッとひとかけ。酢には口の中の油っぽさを緩和《かんわ》してくれたり、体脂肪の蓄積を防いだりする効果もあるので、まさに一石二鳥です。

また、米酢やりんご酢のほか、ワインビネガーや黒酢など、和洋中それぞれに合った酢があり、どんな料理でも比較的、酢を使ったメニューが選びやすいのもうれしいところ。

次に、外食のレギュラーメンバーを「焼肉」「牛丼」「ラーメン」「カレー」「ピザやパスタ」の順にチェックしていきましょう。

焼肉にはナムルとサンチュを活用

外食の人気メニュー、焼肉。

たんぱく質がしっかり摂れて、野菜もたくさん食べやすいヘルシーメニューといえます。しかも人にもよりますが、焼肉を食べるときは白飯などの糖質は控えめになるので、肉と野菜でバランスがいいのです。

ただ、動物性の脂質の摂りすぎは避けたいので、「部位選び」と「前菜選び」がカギ。

部位としては、脂肪の多いカルビより、タンやロースなどがおすすめです。

また、上手にリセットするために**肉と一緒に食べるといいのが、ナムルやサンチュ。どちらも食物繊維が含まれています。**

食物繊維は脂質の排出を助けてくれるので、脂っこいものを食べるときにはうってつけ。

「締めには、やっぱりごはんものを食べたい！」という場合は、白飯ではなく、クッパかビビンバにすればいいでしょう。

クッパはお米が水分を吸収して膨らんでいるので、普通の白飯より少ない量で満腹になります。ビビンバはにんじんやもやし、ほうれんそう、ゼンマイのナムルなど、歯ごたえのある具材が多く含まれているため、たくさん噛むことで満足感を得やすくなります。

ステーキも同じで、サラダや付け合わせの野菜をしっかり食べて、白飯やパンを少なめにすれば、ダイエットに役立つ食事になります。

牛丼にはサラダと味噌汁をプラス

「ゆっくりランチする時間がないし、目の前には牛丼店しかない」

「今日は、牛丼がどうしても食べたい！」

こんなときもありますよね。

でも牛丼に限らず、丼ものはリセットが難しいメニューでもあります。丼ものだけを食べるのはダイエット的にダメージ大。とくに牛丼の場合、白飯の量が極端に多くて具が少ないのが難点です。こんなときこそ、「その場リセット」のワザを駆使する場面です。

まずは**サイドメニューとして野菜サラダをつけてください。味噌汁も必ずいただきましょう。**汁ものが選べるなら、具だくさんの豚汁がおすすめです。

最近では丼ものも定食スタイルにできたり、白飯の代わりに豆腐が入っている丼もあるので、そのようなメニューを取り入れるのも一案です。

ラーメンにプラスするのは「全部載せ」

ラーメンは、いわずと知れた高カロリー食。食べるなら、なるべくシンプルなもののほうがダメージは小さい気がしませんか?

でも、**じつはラーメンの具材が多いほうが、ダイエット的にはいい**のです。

野菜やメンマ、卵、わかめ、長ねぎなど、トッピングのなるべく多いものを選びましょう。具材が山盛りになった「全部載せ」がダイエットには正解の食べ方です。

もちろん「一口目は野菜」。基本の「食欲スイッチオフ」ルールを思い出してください。

カロリーダウンを考えるなら、スープはとんこつや味噌よりも、しょうゆや塩ベースのほうがおすすめです。最近では、ちゃんぽん麺の店では麺なしで野菜たっぷりのちゃんぽんやヘルシー麺の満足メニューもあるので、活用するのもいいでしょう。

カレーにはカラフルなトッピングをプラス

カレーを食べると、つい白飯やナンなどの主食が進んで糖質の摂取量が増えます。また日本的なカレーは、ルーにもかなりの脂質や糖質が含まれています。

でも、どうしてもカレーを食べたいときもありますよね。

そんなときのリセットワザは、なるべくトッピングを多くすること。

ほうれんそうや卵、きのこ、納豆など、食物繊維や脂質の代謝を高めるビタミンB_2が多く含まれる食材がとくにおすすめです。

具材がいっぱい載っているこんな「リセットカレー」はグッととカラフルです。**「カレーはカラフルに！」**と覚えましょう。

白飯を少なめにして具だくさんにすれば、ダメージが少なくなります。福神漬けやらっきょう、ピクルスなどがついている場合は、そちらを先に食べてください。

家でカレーをつくる場合も、なるべく具だくさんにすることと、サラダやスープなど、ほかのおかずと一緒に食べることをおすすめします。

また、市販のルーは糖質や脂質が多いので、できればカレー粉を使い、しょうがとにんにくをたっぷり入れて炒めてからつくると、カロリーダウンもでき、糖質や脂質の代謝・燃焼を助けてくれる効果も期待できます。

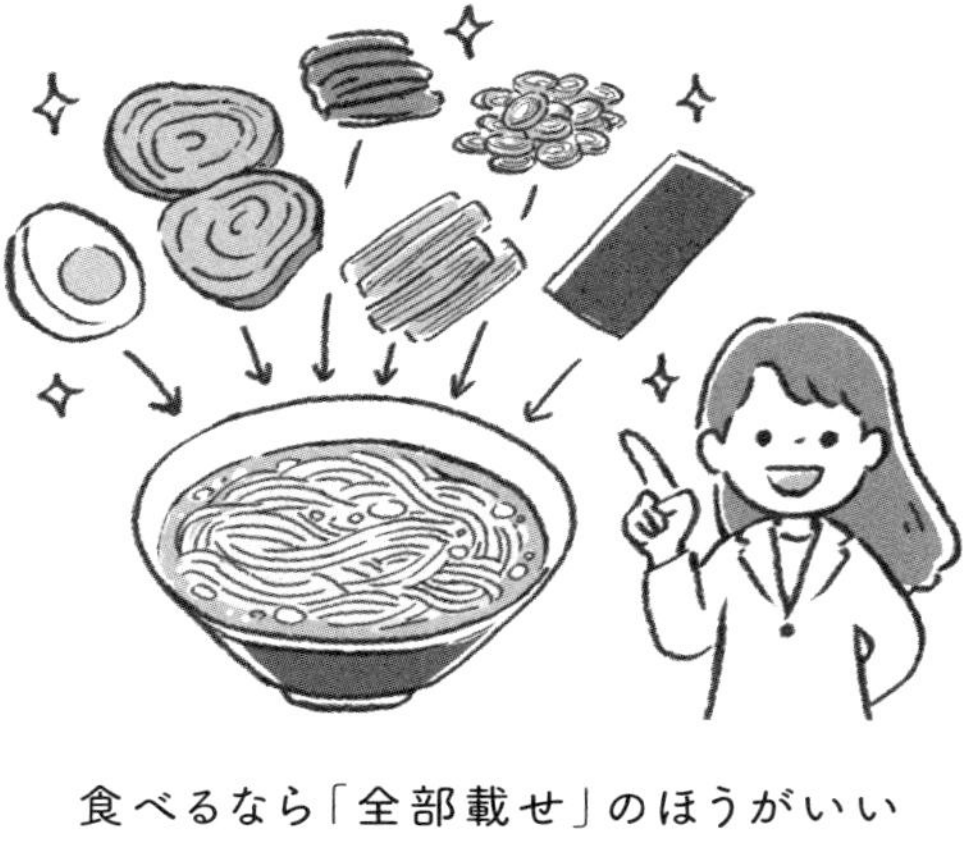

食べるなら「全部載せ」のほうがいい

ピザやパスタはいろいろプラスして「具だくさん」に

ピザやパスタを食べる場合も、「まず、サラダやスープを口にしてから」という基本ルールは同じ。そのうえで**ピザ、パスタ自体もなるべく具の多いもの**を。

イタリアンにもよく使われるきのこは食物繊維が豊富で食べごたえもあるので、おすすめ。野菜や具なんてない……という場合、ソースは野菜が摂れるトマトソース系にすれば大丈夫です。

また、カレーのときと同様、ピザやパスタの単品でお腹をいっぱいにしようとせず、生野菜の小さなサラダや、ボリュームのある魚介類たっぷりのサラダ、旬野菜のグリルなど、おいしくて糖質のリセットに一役買ってくれるメニューを追加できればベストです。

家でパスタを食べる場合のひと工夫として、**パスタの量を減らして、えのきだけなどでかさ増しする**といいでしょう。

タイプ④アルコールが好きな人

飲んだあとの寝る前に「ちょい飲み」

お酒を飲んだあとは、「トマトジュース」でリセットするのがおすすめです。

トマトジュースについてはアルコールの代謝を高めたり、二日酔いを防いだりする働きが研究されています。また、カリウムも豊富なので、お酒を飲んだ翌日のむくみ予防にもおすすめです。

私もお酒が好きなほうですが、寝る前にトマトジュースを飲むようになってからは、二日酔いしづらくなり、朝に顔がむくむことも減りました。

アルコールをリセットする以外に、トマトは「食欲スイッチオフ」の意味でも有効ですから、おやつ代わりに食べてみてください。低カロリーなのに食べごたえも十分で、通常サイズのものを1個食べれば、かなりお腹に溜まります。

ミニトマトであればコンビニなどでも手に入ります。冷蔵庫に常備しておけば、気軽に食べることができます。

134ページでも触れましたが、**ミニトマトには通常サイズのトマトの約1・4倍の食物繊維が含まれています。**

また、研究段階ではありますが、トマトには「脂肪燃焼を助ける働き」も期待されています。ビタミンCのほか、クエン酸や強力な抗酸化作用のあるリコピンも含まれているので、疲労回復効果や美肌効果も期待でき、忙しい女性にもぴったりのおやつだと思います。

「生のトマトは食べにくい」という人は、ぜひトマトジュースを活用してみてください。リコピンはジュースにしたほうが生のトマトより吸収がアップします。その場合、食塩や砂糖不使用のものを選ぶのが大切。せっかく「食欲スイッチ」をオンにしないようにトマトを選んでも、強い味付けによって空腹感を呼び覚ましては元も子もありません。

トマトジュースが苦手という人は、ちょっとフンパツして一度、本当においしいトマトジュースを飲んでみてください。

じつは私も以前は大のトマトジュース嫌いでしたが、完熟のトマトジュースを飲んでそのおいしさに魅せられて以来、トマトジュースが大好きになりました。

氷を入れて飲みやすくしたり、いろいろな種類を試したりすると、新しい発見があるかもしれません。

野菜、野菜、水、水

お酒を飲むと食欲が増進しますし、おつまみには揚げ物やウインナーなどの高脂質&高カロリーのものが多いので、ダイエット中は注意が必要です。

また、お酒には利尿作用があるので、体が脱水気味になります。さらに、お酒のつまみは塩分の濃いものが多いため、ますますのどが渇《かわ》いて、お酒を飲み続けてしまうことになりかねません。

そして、アルコールを代謝するために活性酸素が発生しやすくなるので、体の老化（酸化や炎症）を抑えるためにも、たっぷりの野菜を摂りましょう。

アルコールの代謝で疲れた肝臓の働きを助け二日酔いを防ぐには、ビタミンB群、ビタミンC、ポリフェノールなどの抗酸化成分を含むものが最適です。

そして、お酒を飲みながら、水を飲むことを忘れないでください。水を飲むことで水分補給にもなるし、飲みすぎや食べすぎ、二日酔いを防止することができます。

賢い人は「地味系おつまみ」を欠かさない

昨今は大人数のものはなくなりましたが、飲み会は脂質たっぷりの揚げ物や、糖質たっぷりの焼きそばなど、食いしん坊には誘惑がいっぱいの場所。でも、おつまみの種類が豊富なので、選び方によっては、ダイエットがしやすい場所ともいえます。

そこでおすすめなのが、次ページで紹介する「飲み会リセットおつまみ」です。脂質と糖質を代謝してくれるビタミンB群などの栄養が豊富な枝豆、野菜たっぷりのサラダ、きのこのソテー、ほうれんそうのおひたしがあれば、最初に注文します。それをまずお腹に入れてからお酒を飲んだり、ほかのおつまみをいただいたりしましょう。

おつまみとしてはちょっと地味かもしれませんが、強力なリセット効果のあるメニューです。

アルコールを飲むときには、ぜひ水のほかに「飲み会リセットおつまみ」を一緒に摂るようにしてダメージを最小限に抑えるよう心がけてください。翌朝の調子もぐんとよくなりますよ。

冷奴

他のメニューの食前に食べることで満腹感もアップ。大豆たんぱくの働きでダイエットに◎

あさり酒蒸し

低カロリーなのに、見た目も大満足。ダイエット中に不足しがちなミネラルも摂取できる

もずく酢・めかぶ酢

食物繊維と酢のダブルの働きで、血糖値の上昇を抑制

おひたし（ほうれんそう・なばな・こまつな）

食物繊維やビタミン、ミネラルが豊富なのに、低カロリーなので安心してたっぷり食べられる

納豆

食物繊維や大豆たんぱくを摂取。ネバネバ効果で血糖値上昇も抑制

白和え

野菜と大豆たんぱくのダブルの力でダイエットをサポート

飲み会リセットおつまみ

野菜たっぷりサラダ

低カロリーで、他のメニューの前に食べることで血糖値上昇抑制や満腹感も

刺身

良質なたんぱく質や脂質が摂れ、油を使った調理をしていないのでカロリーも抑えられる

きのこのソテー

食物繊維やビタミンB群が豊富なので、エネルギー代謝のためにも必要

カルパッチョ

刺身と同様、揚げる・油たっぷりの炒め物よりもカロリーダウンに

枝豆

アルコールの代謝に欠かせないビタミンB群や食物繊維が豊富

タイプ⑤甘党、お菓子が好きな人

いちばん大丈夫なのは甘栗、次は……

甘いもの好きの人は、ついお菓子に手が伸びがちです。

そういうときに耳寄りなお菓子があります。それは「甘栗」。**甘栗は、食べてみると意外なほどしっかり甘みがあり、ダイエット中の「甘いものが食べたい」という欲求が満たされます。**

ダイエット中のおすすめ間食としてよくあげられるナッツ類があります。

くるみなどのナッツ類には現代人に不足しがちな「オメガ3脂肪酸」を始め、ミネラルや食物繊維が豊富ですが、カロリーが高く脂質も多いのが欠点です。

しかもナッツに多く含まれる脂質には依存性があるので、食べ始めると歯止めがきかなくなり、つい食べすぎてしまいがちです。

その点、甘栗はナッツと同じ種実類《しゅじつ》ですが、ミネラルだけでなく食物繊維が豊富で脂質が少なく、種実類では比較的低カロリーなのが特徴。

しかも少量でもかなり満足感があるので、ダイエット中の間食にもってこいなのです。

「でも、栗って糖質が多いのでは？」と疑問に思う人もいるかもしれません。たしかに甘栗には糖質も含まれていますが、血糖値の上昇をゆるやかにする食物繊維や糖質の燃焼を助ける「ビタミンB群」も含まれています。

つまり、急激に血糖値を上昇させ「食欲スイッチ」をオンにすることのない、**「食べてもOKな糖」**です。

脂質が多くカロリーの高いナッツに比べ、甘栗はダイエット向きの食材だから少々食べすぎても大丈夫。

この甘栗と豆乳をセットにすると、かなり満足度の高いおやつになります。ナッツを「適量に抑えられない」人は一度試してみてください。

甘さを体が求めるときに、かぼちゃ、さつまいも、バナナ

かぼちゃやさつまいも、バナナなど糖質が比較的多い野菜や果物は、ダイエット中は避けるべきと思っている人が大勢いますが、こうした野菜や果物の糖質まで「敵扱《かたき》い」する必要はありません。

野菜や果物には、糖質だけではなく、食物繊維も豊富に含まれているので、甘いものを単体で摂るよりも、はるかにダメージは少ないのです。

さらに、野菜に含まれる食物繊維は腸を刺激して便の量を増やしたり、お通じをよくしたりする効果も期待できます。

「ドリンクセット」でもひと工夫

ケーキなどのスイーツを食べるときは、「事前に野菜を食べる」わけにはなかな

かいきません。そんなときは、万能リセットフード「豆乳」の出番です。

スイーツを食べる前に、豆乳を先に飲みましょう。こうするだけで、ずいぶん血糖値の上昇がゆるやかになります。

最近はカフェなどで、豆乳を使ったソイラテなどもよく見かけるので、スイーツタイムにはこういった豆乳入りの飲み物と一緒にいただくのもいいですね。

また、ケーキには合わないかもしれませんが、一緒に注文する飲み物をトマトジュース、あるいはトマトベースの野菜ジュースにするのも手です。

さらにもっと**手軽なのは、炭酸水を食前にたっぷり飲むこと。**そうすることで自然に量も食べられなくなります。

タイプ⑥塩辛いものが好きな人

ダイエットを妨げる「塩分」は即リセット

塩分の多い食事をすると、水分を体内に溜め込んでしまい、それが原因でむくみが生じて代謝が落ち、太りやすい体になってしまいます。

また、**塩分は食べすぎ、飲みすぎを引き起こしやすいので、ダイエット中はとくに控えめにしたほうがいい**のです。私がダイエット指導の中でおすすめしてきた減塩方法は主に三つあります。

①ラーメンのスープは飲み切らない
②だしのうま味やかんきつ類の酸味、スパイスなどを加え、味に深みを与える
③しょうゆや塩、ソースは「かける」のではなく「つける」

この3点を心がけた食生活ができればいいのですが、外食などでは摂りすぎてしまうこともありますよね。たとえば、にぎり寿司はシャリにも塩分が含まれ、さらにしょうゆをつけて食べるので、気づかないうちに塩分を過剰に摂取しがち。

そんなときこそ**「塩分リセットフード」の出番**です。

塩の排出を助けてくれるのは「カリウム」。果物や大豆製品、ナッツなどのほかに、野菜や海藻などに多く含まれています。

塩辛いものを食べるときには、202ページで紹介するカリウム豊富な「『塩分摂りすぎ』リセットフード」を意識して摂るように心がけてみてください。

自分に合ったヨーグルトの助けを借りて

「健康にいい食品」として多くの人に好まれているヨーグルトにも、じつはカルシウムだけでなくカリウムが含まれています。

食前にこのヨーグルトが食べておくと、糖質が単体で胃までたどり着いたときに比べ、腸での糖質の吸収がゆるやかになります。

とくに**ギリシャヨーグルトやカスピ海ヨーグルトなど、ネバネバが強いヨーグルトのほうが、血糖値の上昇をゆるやかにする効果が高まります。**

ヨーグルトをうまく活用すれば、塩分をリセットできるだけでなく、高血圧や糖尿病などの生活習慣病対策にもつながるわけです。

より効果的な食べ方としておすすめなのは、**果物やシリアルなど、食物繊維が豊富な食材と一緒に摂る**こと。冷凍ブルーベリーやキウイなどの手軽なものを活用しましょう。

ヨーグルト単体で摂るよりも腸内環境を改善しやすく、老廃物をしっかり排出できるため「やせ体質」にもつながります。食物繊維の効果と乳たんぱく質などの「W効果」で腹持ちもよくなります。

最近は、さまざまなヨーグルトが店頭をにぎわせています。腸内環境も一人ひとり違うのでより自分に合ったものを選べるといいですね。「○○菌がいい」とか、いろいろ宣伝《せんでん》されていますが、いちばん大切なのは、それが自分の体に合うかどうか。

そのために、一つの銘柄のヨーグルトを1~2週間ずつ摂り続けてみてください。試してみて便通がよくなったり、「体調がいいな」と感じたりするものがあなたの腸内環境にフィットしている証拠。

また、腸内環境は、メンタル面に影響を及ぼすことがわかっています。ヨーグルトなどの乳製品やたんぱく質に含まれる「トリプトファン」というアミノ酸は、通称「幸せホルモン」と呼ばれるセロトニンをつくる材料になり、精神の安定によい影響を及ぼします。つまり、**ヨーグルトはダイエット中の精神的なサポートにも一役買ってくれる**ということです。

自分に合ったヨーグルトを摂ることで、減量中のメンタル面も支えてくれる効果が期待できるのです。

ほうれんそう

カリウム含有量は野菜の中でもトップクラスで、ビタミンCや鉄なども含む

リーフレタス

レタスよりも食物繊維とカリウムが豊富

ルッコラ

ビタミンCやE、鉄分など栄養に富んでいる

枝豆

カリウムや食物繊維、鉄などが豊富

アボカド

カリウムや脂質の代謝を助けるビタミンB_2も豊富

アーモンド(素焼き)

カリウム含有量はナッツの中でもトップクラス。ビタミンEなども豊富

「塩分摂りすぎ」リセットフード

納豆

利尿作用があり、塩分の排出に役立つカリウムが豊富

蒸し大豆

大豆に含まれる食物繊維が便通を促すほか、カリウムも豊富

きなこ

大豆を乾燥させてつくるので、栄養成分が濃縮されている

あずき

カリウムや食物繊維が多く、塩分リセットにぴったり

水菜

カリウムが豊富で塩分の排出を促す

たけのこ

食物繊維が豊富で、余分な塩分が吸収されるのを防ぐ

タイプ⑦野菜が苦手な人

「おいしい野菜」を無理せず、少しずつ

野菜嫌いな人に朗報をお伝えします。

いちばん大切なことは「無理して、おいしくない野菜を食べない」こと。野菜嫌い対策はこれに尽きます。

では、そんな方への次の対策はズバリ「おいしい野菜」を食べることです。

野菜も、時季や鮮度によって味が全然違います。とくに旬の野菜は甘みやうま味も増しています。スーパーでは一年中多くの野菜が手に入りますが、やっぱり旬の野菜にはかないません。

新鮮さもおいしさの大事なポイント。とれたて野菜の甘みやうま味は、「これが野菜？」とビックリするほど別物です。

野菜嫌いな人こそ、おいしい旬の野菜、新鮮な野菜からトライしてみてください。

野菜の例ではありませんが、以前、私はウニが大嫌いでした。初めて食べたウニがおいしくなかったからです。

しかしその後、北海道で新鮮なおいしいウニに出合ってからはウニが好きになり、その後、東京で食べるウニもおいしく食べられるようになりました。そのくらい、その食べ物の印象は大切です。決して、イヤイヤ食べたり、無理をしすぎたりしないこと。

おいしい野菜との出合いを、ぜひ大切にしてくださいね。

自分の好きな味付けで食べる

もう一つ、**苦手な野菜は、自分の「大好きな味」で食べるのがコツ**です。

焼肉などのこってり系の料理が好きな人は、野菜を焼肉味にしたり、カレーが好きな人はカレー味にしたり。または、とっておきのオリーブオイルをかけてみたり、少し濃いめの味付けにしたりして、野菜の味気なさを払拭《ふっしょく》することです。

まずは「おいしい」と感じていただくこと。サラダの場合、初めのうちはこってりめのシーザー・ドレッシングなどをかけてみるのもいいですね。

こうやって「好きな味」で野菜に対する苦手意識をなくしていくと、やがておいしく食べられるようになり、「ドレッシングが少なめでも食べられるようになった」という人がたくさんいます。

これで野菜が食べられるようになったら、もうこっちのもの。そのままハードルを上げずに、大好きな味で食べられる野菜の種類を少しずつ増やしていきましょう。

塩少々が野菜の味を変える

野菜が苦手な理由に、「野菜独特のえぐみや青臭さが苦手」という人も結構多くいます。

その場合、適量の塩をふってみてはいかがでしょう。**塩をひとつまみだけふるこ**

とで、えぐみや青臭さが消えて、生野菜のうま味がぐっと引き立ちます。

この「塩少々」はシンプルに野菜のうま味を引き出す方法の一つです。

試しにぜひ、生野菜や加熱した野菜にひとふりしてみてください。塩ゆでのときには、少し多めに塩を入れてゆでてみましょう。

加熱して食べる

また、えぐみなどが気になる生野菜が苦手な人は、**生野菜を避けて「加熱」するのも手です。すると野菜のえぐみがすーっと消えて甘みやうま味が増し、食べやすくなる**のです。

味噌・しょうゆなどの発酵調味料、塩やだしなどをプラスすれば、さらにうま味も増してもっと食べやすくなります。

野菜嫌いの人でも比較的食べやすいのが、味噌汁や鍋料理などの汁物にする調理法です。えぐみの感じにくいえのきだけやキャベツ、加熱することで甘みがぐっと増す玉ねぎや長ねぎなどを中心に、「これなら食べられる」という野菜を選んで味噌汁や鍋料理の材料にしてみてください。

野菜嫌いな人が、「嫌いな野菜」を無理に食べて、余計に苦手になる……という悪循環にならないためにも、**「食べられる野菜」「食べられる調理法」から無理のないかたちで摂っていけばいいのです。**

それでも野菜が嫌いなら、コンビニで手に入る冷凍ブルーベリー、冷凍マンゴー等の果物、海苔やわかめ等の海藻など、自分なりに、無理なく食べられるもので代用するのもダイエットのコツです。

タイプ⑧夕食が遅い人、食事時間が不規則な人
お腹をすかせすぎない「ちょい食べ」のすすめ

私のところへ相談に来られる方から、仕事が忙しかったりして夕食時間が不規則になっているとよく聞きます。夕方に強烈な空腹感に襲われても、何も食べることができず、夜遅くになってやっと夕食にありついてドカ食い、というパターンです。

ドカ食いを避けるためにできれば**午後4時から6時ごろまでの間に、軽くお腹に何か入れましょう。そして、夜に食べる量を軽くするのが、ダイエットの秘訣**です。

昼間は頭や体を使うので、次第にエネルギーは枯渇《こかつ》し飢餓状態に。夕食前の体は、増した食欲を必死で満たそうとしています。

結果、一口食べたとたん、食欲が暴走を始め、止まらなくなりがちです。

花の水やりも、少しずつやることが大切ですよね。土がカラカラに乾燥してしま

ったら花は枯れてしまいますし、かといってバケツで一気に水をやってしまうと、根が腐ってしまいます。

食事も同じで、エネルギーが枯渇したら血糖値を上げすぎないよう、少量ずつ補給することが大切です。ここまでお話ししてきたとおり、夜はエネルギー代謝が下がるほか、体を使うことが少なく、エネルギーを消費しにくいのでより太りやすくなります。

ですから、夜のメニューは野菜とたんぱく質を中心に。

体をメンテナンスしてくれるビタミンやミネラル、抗酸化成分を野菜で補給しつつ、筋肉やホルモンをつくるためにも必要なたんぱく質を補給することが、昼間にがんばった体には大切です。

昼食を軽めにするとどうしても夕方にお腹がすいてくるので、その場合はとくに夕方の栄養補給を意識してみてください。

時間のない夕方でも無理なく食べられるものを見つけておくといいでしょう。

豆乳や無糖ヨーグルト、魚肉ソーセージ、ゆで卵などのたんぱく質が手軽に摂れるものがおすすめです。

夜遅くにごはんなどの主食を食べるのを避けるため、**夕食分の主食（おにぎりなど）を先に夕方に食べ、夕食はおかずだけにする「分食」も効果的です。**

一食でも「野菜のシャワー」を

夕方から夜にかけてバタバタで、規則正しい食事を摂ることが難しい……。そんな場合は、せめて朝の光を浴びること、そして朝食を抜かないことをおすすめし

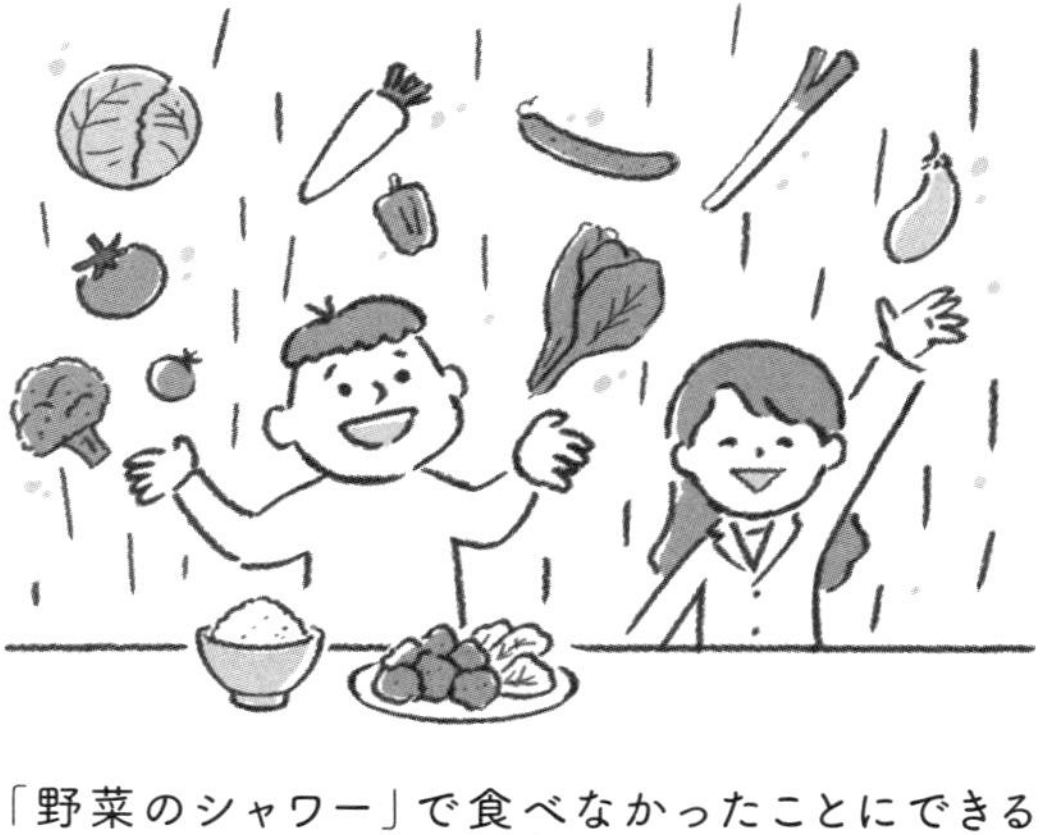

「野菜のシャワー」で食べなかったことにできる

ます。

朝食を食べる時間がなければ、ヨーグルトや豆乳だけでもいいのです。朝の食事と朝の光は、生活リズムを整えるために必須です。

また、不規則な食事が続いてしまったときや、夜遅くに糖質や脂質をたくさん摂ってしまったときは、次の食事、もしくは次の日のうちどれか1食でいいので、野菜のシャワーを浴びるように、できるだけたっぷりの野菜を食べましょう。「たんぱく質」だけ摂っていると、栄養バランスが偏り、腸内環境が悪化しやすく、その結果、太りやすい体をつくってしまいます。それでは意味がありません。

食事が不規則な人こそ、活動する昼間に「食事の間隔を長時間空けない」、そして、149ページを参考に、「1日のうち1食は野菜のシャワー」をぜひ意識してみてください。

こんなふうに変わります❺

不規則な生活でも、会食が多くてもやせられた！

博行さん（55歳・経営者）

悩み

- 仕事が忙しく、夕飯が夜遅くなることも多い。
- スポーツジムで運動しても、その後お腹がすいて食べすぎ、かえって太ってしまった。

――不規則な食生活でも健康的にやせられる？

アドバイス

- 豆乳やインスタント味噌汁など買い置きできるものを摂り、昼の空腹時間が長くならないよう指導。
- 運動前に軽く食事を済ませ、運動後は控えめにする。
- 揚げ物の頻度を減らし、生食、または焼き物に。

6カ月後

- 運動後は無糖ヨーグルトを食べて空腹を満たしつつ、たんぱく質補給。
- 会食の翌日は野菜のシャワー（P.212参照）を意識。
- 運動で筋肉量を増やしながら5キロ減量に成功！

――細身のスーツが着られるようになった！

タイプ⑨運動が苦手な人

あの人のところ、この店、そこの駅……1日3カ所「行先」をつくる

「運動が苦手」「運動をするヒマがない」という人も多いですよね。

私もダイエットのために必死に運動しては、お腹がすいてすいて「さっきの苦労はなんだったのだろう……」というような暴食を繰り返していました。

運動はしたほうがいいのはもちろんですが、ダイエットはまず「食事」がメイン。そのうえで、「好きな運動」「楽しんでできる運動」「気持ちいいなと感じる程度」「無理しない範囲」をプラスするという位置づけで十分です。

運動は「楽しい！」「これならいいかも！」「気持ちいい！」と感じるものでないとダイエットの逆効果になってしまいかねないのです。

私は最初、このことに気づかず、運動は「がんばってしなければいけない」「き

つくないといけない」、運動後は「何も食べちゃいけない」と思い違いをして、「がんばりすぎてはドカ食いをして自己嫌悪」ということを繰り返していました。

ですから、まずは食事をがんばってみて、少し体が軽くなってから、できる範囲で運動を行ないましょう。

たとえば、「気持ちいいと感じる場所でウォーキングだけはやってみる」とか「姿勢だけはよくする」などでいいので、できるところから始めるのがコツ。

また、**1日3カ所に用事をつくる**のもおすすめ。たとえば、「ウインドーショッピングをする」「人と会う」「寄り道する」「いつもと違う道から帰る」「ランチを少し遠いレストランにする」など、いつもより多く歩くことを意識することなく、結果的によく歩いているようにすればいいのです。

腹筋は20回より5回が効く!?

体をもっと動かしたくなって運動に取り組む場合に気をつけたいのが、**最初の目**

標回数をできるだけ少なくすること。

たとえば、「腹筋運動1日30回」などといきなりきつい目標を立てず、1日5回にする。そうすると、「あれ？　5回じゃ物足りない」となって、自然と回数が増えたりします。

何事もそうですが、無理して何かをしようとすると、それはストレスになって返ってきます。かといって、何もやらないと変化はないので、最初のハードルをグーンと下げるのが始めたことを続けるコツです。

ダイエットに取り組もうとする人は、みんながんばり屋さん。ついつい自分に厳しくなりがちです。

難しい目標を立てて自分を追い込んで、苦しんだあげく、ストレスで挫折……。

大事なことは「小さなこと」を続けること。まさに「継続は力なり」です。

自分にとって極力無理のない、楽しく続けられて結果がついてくる方法を見つけてみてください。

タイプ⑩意志が弱い人

「誘惑」に負けない対策を知っておく

日本でもすっかり一般的になった「炭酸水」。

じつはこれがダイエットに超おすすめです。**炭酸水を飲むだけで胃に膨満感《ぼうまんかん》が生まれ、食欲を抑えることができる**のです。

普段飲む水の代わりに炭酸水を飲んでもOK。

「ニセモノの食欲」（102ページ参照）なら、これでたちまち食欲は消えてしまいます。飲むだけですから、ダイエット中でも、ついさまざまな誘惑に目がいってしまう意志の弱い人もラクラク実行できます。

炭酸水ダイエットは簡単ですが、飲み方にちょっとしたコツがあります。

まずは飲む量。

ちょっと飲んだぐらいでは効果がありません。**ペットボトル1本、500ミリリットルぐらいを飲むことで、初めて胃が膨らんだ効果が実感**できます。

飲む量が少ないと、胃の働きが活発になり、食べすぎにつながってしまうので要注意です。

飲むペースとしては、食事の30分ぐらい前から食前までに500ミリリットルを2〜3回くらいに分けて飲むイメージです。無理のない範囲で、一口ずつ飲みましょう。胃腸の弱い人はとくに無理をせず、ふつうの水で大丈夫です。

また、**レモンを搾《しぼ》って入れるとレモンに含まれるクエン酸やビタミンC、ポリフェノールなどの働きで、疲労回復や美容効果も期待できます。**

ほかにも炭酸水はいろいろ使える「スグレモノ」です。

つい、炭酸入りのジュースに手が伸びてしまう人がこの炭酸水に置き換えることで、ジュースでなくても満足できるようになり、減量につながったというケースもあります。

また、どうしても炭酸のきいたビールや酎《ちゅう》ハイが飲みたくて、という人には、炭酸水がその代わりにおすすめ。量を飲みがちな人は、ダイエット中だけでも「2杯目からは炭酸水」にしましょう。

口寂しさを少しでも紛《まぎ》らわすことで、お酒をセーブしなければいけないというストレスも軽減されます。

冷蔵庫にはいつも「豆腐」を

ダイエットにくじけてしまいがちな人にぜひ試していただきたいのが**「食事の最初の豆腐」と「豆腐を白飯代わりに食べる」ワザ**です。

豆腐はいまや、世界的にも知られる日本を代表するヘルシーフード。

なんといっても低カロリーですし、「たんぱく質」が含まれているので、血糖値の上昇を抑えてくれます。

私もダイエット期間中、豆腐とキャベツにどれだけお世話になったかわかりません。

豆腐は、ダイエット中の人は冷蔵庫に欠かさず常備しておいてほしいぐらいの、必須の食材です。

どこでも簡単に手に入りますし、生でそのまま食べられて、値段が安いのも魅力です。

食べる順番はキャベツと同じで、**食事の最初に食べるか、白飯の代わりに食べます。量は1食につき半丁から1丁ぐらい。**

豆腐はお腹にずっしりと溜まりやすいので、半丁食べただけでもかなり満腹感を得ることができます。

冷奴でもいいですし、湯豆腐や鍋など、温めて食べるのもおすすめ。野菜と一緒に盛り付けてサラダにしてもいいでしょう。ネットを見ると、いろいろと工夫したレシピが出ています。

また、豆腐は調理の際の「かさ増し食材」としても使えます。

木綿豆腐を水切りしてハンバーグやミートソースに加えれば、ボリュームが増してカロリーカットもできます。しかも豆腐が入っているとは気づきません。

ひき肉状にパラパラになるまで炒めて味付けすれば、ドライカレーやチャーハンにも使えますし、鶏ひき肉と混ぜてつくねにも使えます。食費節約にもなって、一石二鳥です！

小腹がすいたら魚肉ソーセージやスルメを

小腹がすくと、ついついお菓子に手が伸びてしまいがちな自分から抜け出すためにお手軽な食材も紹介しておきましょう。

それはコンビニでも簡単に買える**「魚肉ソーセージ」**と**「スルメ」**。甘くない間食として、ダイエット中のおやつにもってこいです。

どちらも「たんぱく質」が豊富でうま味が強く、食べごたえもしっかりあるので**少量でも満足でき、食欲の暴走をスパッと止めてくれる**のが最大のメリットです。

また、スルメには亜鉛が多く含まれ、糖質の代謝を助ける働きもあります。

「見えない糖」にご用心

ジュースや炭酸飲料、缶コーヒー、乳酸飲料、スポーツドリンクなど、甘い飲み物を日常的に飲んでいませんか？

これらは、目には見えませんがかなりの糖分が含まれています。私はこれを「見えない糖」と呼んでいます。

スティックシュガーなどの「見える糖」は意識する人が多いのですが、飲み物に溶け込んでいる「見えない糖」は、知らず知らずのうちに摂りすぎてしまうことが問題です。

たとえば、スポーツドリンクや甘いコーヒー飲料。

500ミリリットルのペットボトル1本に20〜30グラムもの砂糖と同じ糖質量が含まれています。

これはなんと、1本3グラムのスティックシュガー10本分。炭酸飲料ではこのスティックシュガーが19本分も含まれている商品もあります。

「スティックシュガー10本を一気に食べてください」といわれたらとても無理ですが、スポーツドリンクや缶コーヒー1本なら軽く飲み干せてしまいます。

少なくともダイエット中は、甘い飲み物と縁を切ったほうが結果が出やすいです。とはいえ習慣的に飲んでいる人が、いきなり断ち切るのはつらいですよね。

Fさん（女性、40代）の例があります。甘い飲み物が大好きなFさんに飲む物を「調製豆乳」に換えてもらったところ、「常にあった空腹感が落ち着きました！」と明らかにやせていきました。

このFさんのように甘い飲み物をどうしてもやめられない方は、「調製豆乳」に置き換えてみると、ほんのり甘さもあって、かなり満足できるはずです。

ここで注目のポイントは、豆乳好きな方以外は、**糖分を少し入れて味を調えている「調製豆乳」から始めてOK**ということ。

ハードルを上げて、いきなり「無調整豆乳」からスタートしてしまうと、挫折しやすいのです。

甘い飲み物の代わりというと、「それならゼロカロリー飲料を飲めばいいのでは？」と思うかもしれませんが、私は基本的にゼロカロリー飲料はおすすめしていません。

ゼロカロリー飲料をよく飲むグループのほうが、飲まないグループに比べて肥満やその他の健康障害を起こしやすいという報告もあります。

これは、含まれている人工甘味料に、依存性があるのではないかという指摘もありますが、私はそれよりむしろ、「強い甘み」に慣れてしまうことを危惧《きぐ》しています。**人工甘味料に慣れてしまうと、体が「甘みの刺激」に慣れてしまい、ほかの食事でも強い糖分を欲するようになってしまう**からです。

人工甘味料で甘くしたもので「食べたい」という欲求を満たすより、調製豆乳やここまで取り上げたように、トマトや甘栗などの「自然の甘み」で満たすほうが、はるかにヘルシーです。

そうすることで、実際に自然な食欲に戻っていく相談者の方がとても多いのです。

結果的に体も心も結果的にラクに整っていきます。

野菜ジュースでなく「野菜のジュース」を

もう一つ、活用したいのが「野菜ジュース」です。

野菜ジュースは血糖値の急上昇を抑えてくれるので、糖質の多い食事の「前」に飲むと効果的です。

本当はジュースよりも野菜そのものを食べたほうがいいのですが、忙しいときなどそれができないこともありますね。

そんなときには手軽なトマトジュースや野菜ジュースで代用してOKです。

市販の野菜ジュースを選ぶときは、パッケージ裏面の「原材料名」と「栄養成分表示」をチェックしてください。

同じジュースでも、「トマトベース」のものもあれば「果物ベース」のものもあります。

果物のジュースに野菜を加えた「果物ベース」のジュースは糖質が多いので要注意です。

このような糖分が多い野菜ジュースをいつもの食事にプラスして飲んでいれば、太ってしまいます。栄養成分表示を見てできるだけ糖質の少ない、野菜系（トマトベースなど）のものを選びましょう。

おわりに　あなたのダイエットは、もう半分成功しています

「これまでやせられなかったのは、意志の弱さのせいじゃない」

この言葉はかつての私が、誰かにかけてほしかった言葉です。

ダイエットの失敗を繰り返していた当時の私は自己嫌悪のカタマリでした。

「こんなにがんばっているのに、なぜやせられないんだろう……」

「自分は意志の弱いダメ人間だ……」

そんなことばかり考えてダメ出ししては、自分を責めてストレスを抱えていました。

だからこそ、この言葉をこの本を手に取ってくださった方に贈りたいのです。

ダイエットに失敗するのは意志が弱いせいではなく、方法に問題があるからです。

逆にいえば、方法が間違っているから、「我慢」や「意志の力」が必要となるの

です。

ちまたにはダイエット情報があふれかえっています。そんな中で本当に正しい情報を得るのはとても難しいことです。

管理栄養士であり、栄養オタクの私ですら、10年以上前はそんな大量の情報に振り回され、失敗を繰り返してきました。

でも、数限りない失敗をするうちに「やっぱりこの方法が正しいのだ」ということが体験的にわかってきました。そのとき初めて私はダイエットに成功できました。

おもしろいもので、あれから10年、20年のときを経《へ》て、栄養学が発展するにつれ、私の体験にあとから科学的根拠がついてきました。

そこで初めて「この方法は間違っていなかったんだ」という確信を得たのです。

この本には、これまで失敗と成功を繰り返してきた私が見つけ出した「ベスト」な方法を書いています。

「〇〇だけやればいい」「〇〇だけ食べればやせる！」などといった魔法のダイエット本ではありません。その意味では地味です。

しかし、**「最小限の努力と最小限のストレスでやせるコツ」**が盛り込まれています。

それこそが最も成功しやすいダイエットだからです。

だから、心配しないでください。魔法のダイエット本でなくても、あなたもやせて幸せになれます。

それに「やせよう」「きれいになろう」「健康になろう」「幸せになろう」……と、本気で決意したときから、ダイエットはもう半分成功しているようなものなのですから。

「やせること」は決してゴールではありません。

「やせること」は、幸せになるための手段なのです。

もう苦しまなくて大丈夫。

今度こそ、あなたのダイエットが成功しますように。

この本が少しでも、失敗を繰り返してやせられずに苦しんでいる人の助けになれることを、心より願っています。

岸村康代

本書は、東洋経済新報社より刊行された『落とした脂肪は合計10トン！　伝説のダイエット・アドバイザーが教える最強のやせ方』を、文庫収録にあたり加筆・改筆・再編集のうえ、改題したものです。

「食《た》べなかったこと」にできるダイエット

著者　岸村康代（きしむら・やすよ）
発行者　押鐘太陽
発行所　株式会社三笠書房
〒102-0072 東京都千代田区飯田橋3-3-1
電話　03-5226-5734（営業部）03-5226-5731（編集部）
https://www.mikasashobo.co.jp
印刷　誠宏印刷
製本　ナショナル製本

 ISBN978-4-8379-3029-7 C0130

王様文庫

王様文庫

ふしぎなくらい心の居心地がよくなる本

水島広子

最近、自分に何をしてあげていますか？　いいことは「求めすぎない」「受け容れる」ときに起こり始めます。◎ヨガでも料理でも「今」に集中する時間を持つ　◎「勝った」「負けた」で考えない　◎誰かの話をただ聴いてあげる……いつもの日常をもっと居心地よく！

使えば使うほど好かれる言葉

川上徹也

たとえば、「いつもありがとう」と言われたら誰もがうれしい！　◎会ったあとのお礼メールで⇩次の機会も「心待ちにしています」　◎お断りするにも⇩「あいにく」先約がありまして……人気コピーライターがおしえる「気持ちのいい人間関係」をつくる100語。

眠れないほどおもしろい吾妻鏡

板野博行

北条氏が脚色した鎌倉幕府の公式レポート！　◎源頼朝は「後顧の憂い」を絶ったはずだったのに…　◎最強上皇・後鳥羽院が「承久の乱」に負けた理由　◎尼将軍・北条政子は「女スパイ」⁉　◎鎌倉殿の十三人——最後に笑ったのは？　超ド級の権力闘争を描いた歴史スペクタクル！

K30600